健康への道

――完全正食の醫學――

序

今日の醫學は完全正食を無視したる醫學である、完全正食とは正に蠶に桑の葉、鶴に坭鰌、鷹に雀、猫に鼠、虎に兎、日本人には玄米菜食で、其れでこそ天地は生々化育で、人は天業翼賛で、天地に矛盾なく、人生に病なく、人は無病長壽、百歲平均の天命を全うして、無病無苦無痛、安樂なる死を遂ぐることが出來るのである。

然るに今日の醫學は尙ほ搗精米に依存して、其の不完全を肉、魚、脂肪、菜果で補充せんとして居る。其れが爲め人畜多く病を致し、體位は低下し、人は抵抗力の減弱を來し、胃腸病、呼吸器病、皮膚病、神經系統疾患、腎臟病患、傳染性疾患を將來し皆苦惱多き病的死を致し、極度に死を嫌忌するに至るのである。

而して今日の醫學は依然として其の根本的誤謬を改めずして、滋養、榮養、錬成をこれ事として、完全正食に歸ることを知らずに居る、恰も生理的手足を忘却して、義手義足をつけて其の錬成に狂奔するが如くである、百年の努力空泡に歸せんのみ、速かに其の天然の手腕脚足に復歸すべきである。

斯くして始めて人は健全無病長壽、外米不用、內地自足の節米國策、自然的健民運動、人口增殖國策、能率增進運動、自然冗費節減、貯金國策等に順應して、國に後顧の憂なく、速に聖戰の目的を達成することが出來るのである。

昭和十七年八月

西大久保　素堂　二木謙三

目次

（健康への道目次終）

第一章　萬病を通り拔けた私の體驗

（一）生れながらの病弱

私は八人兄弟の三番目に生れて、生れた時からこの子は一年もつまいといはれたほど弱かつた。所謂滲透性體質で、目からは目脂が出る、鼻からは鼻水が出る、皮膚を搔くとジク〳〵水が出るといふ有樣である。でき物が出來易く、淋巴腺が腫れ易く、從つて中毒にもかゝり易い體質であつた。ある時皮膚に痒いものが出來てそれを搔くと膨れて膿を持つ樣になり、それが段々擴がつて遂に慢性皮膚病になつた。體中がガサ〳〵のおできだらけになつた。今の頑癬《がんせん》である。それが激しくなると痒いので夜は寢られない。不眠症になり今度は眼が惡くなる。卽ち眼精疲勞で眼脂が出て眼が痛くなつて明るい光で書物を讀むことが出來ない。そこで仕方なく行燈の光に鼠色の紙をはつて、やつと三十分位ゐ、大きな字の書物を讀むことが出來たことを記憶してゐる。

今の言葉で云へばヴイタミンの缺乏症に陷つてゐたわけであるが、夜眠れないために絶えず頭痛がするし胃腸も惡く便秘や下痢に苦しめられた。かくの如く病弱であつたので私は九つで小學校に入つた。その當時腎臟炎にかゝつて一晝夜無尿症になり尿毒症を起しかけて危篤に陷つたことがある。私の父は漢方醫であつたのでその時和漢方の食養を與へられ、鹽物を斷つて毎日小豆の煮た汁を飲まされた。さうするうちに不思議にも一日々々と尿が出る樣になり、腫の引くのが目に見えるほどで一週間もすると體が痩せて來た。私は子供心にも食物がこれほど體に大きな關係を持つものかと驚異を感じた。私の腎臟病は皮膚に出來た腫物が食物の關係で例へば鮭、鯡、鰯とか餅とかを喰べた場合血管が脹れて益々腫上つて膿を持つて來る。それが急に引いて行く時に發病したものでその後二回起つてから後は全快したが、例の皮膚病の方は一向癒らないので閉口した。

その當時は餅や油氣のものを喰べると血管が擴張して皮膚が痒くなるので寧ろ貧血でゐる方が樂であつた。私は病氣の時には顏色が靑くなつて體が痩せるのは、血管が收縮して病氣に對する抵抗力が強くなるのだと云ふことを身を以て體驗したのである。

（二）急性健忘症

幼少の頃から病氣勝であつた私は中學時代には神經衰弱にかゝり、高等學校へ行つてからは益々それがひどくなつて遂に急性健忘症になつた。

あるとき自信を以て試驗に臨んだにも不拘、問題をみてゐる中に健忘症になつて何にもわからなくなり大日本帝國と云ふ文字が書いてあつても見た事のある字だなと思ふ位ゐであつた。

時々卒倒して、眞靑になつて擔がれて歸つたこともあつた。當時は中學を出ると高等學校の本科一年に入ることになつてゐたのであるが、秋田中學から仙臺の高等學校へ入つたのは私が初めてゞあつたので、私は試驗的に豫科の三年に入れられた。仙臺は非常に程度が進んでゐて教科書も參考書も全部外國語であつたので大變面喰つた。そこへ健忘症にかゝつたのだから見事落第してしまつた。そのまゝ仙臺にゐたら駄目になつたかもわからない。

幸なことにその時何かの都合で仙臺の豫科の第三部（醫科志望の者）が一時廢講になつて學生は全國の高等學校に配分されることになつた。

抽籤の結果私ははるぐ山口へ廻されることになつたが、かう頭が惡くては何時大學を卒業が出來るか心細かつた。それで人が一年かゝるところは自分は三年かゝつてもやりぬくつもりで親の許しを求めた。

（三）　ＡＢＣからやり直し

親の許しを得た私はＡＢＣからやり直す覺悟で山口へ行つた。山口の方は程度も餘り高くなかつたので、仙臺の重苦しい氣持から解放され、爽快な氣分になつて一頁から二頁へ次に又一頁から二頁三頁へと熟讀して百頁の本を讀み終つた時には最初の一頁は百遍、二頁は九十九遍目を通すことにして一生懸命に勉强した。

その結果は別に試驗のために俄か勉强もしなかつたが落第もせずして卒業が出來た。その時から私はこれを〝萬年初歩〟と云つて何をやるにもこの流儀でやつた。健康の方も何とかして丈夫になりたい、人並になりたいといふ一心で、人から何かよい健康法をきくとすぐやつてみた。特に腹式呼吸、冷水摩擦、駈足などは熱心に實行した。

（四）　初めて競走に勝つ

或る時全校の行軍があつて、歸途船を傭ふたが、船が小さくて全部乘られず、五十名志願者を募つて、德山から三田尻まで徒歩競走をさせられたことがある。私は體が弱かつたが腹式呼吸をやりながら行けば皆について行けると思つてこの五十名のマラソンに參加した。私は息が切れない速度で水も飮まず辨當も喰べず駈けた。スタートは一番尻であつたが人が休んでゐても休まず同じ速度で行つたところ決勝點へ着いたら「君が一番だ」と云ふので吃驚した。そこで二等の來るのを待つたが仲々來ない。三十分もしてやつと二等が着いた。生れて初めての御褒美に日清戰爭の海戰の寫眞帳を貰つたことを憶えてゐる。私は最初から一等をとらうなどとは夢にも思つてゐなかつたが、然し古人の言の正しいことをしみぐ\と知つた。白隱禪師や平田篤胤の奬めた通り腹式呼吸は全身の力を發揮させるものであることを痛感した。

（五）遂に胃腸病を克服す

さて大學へ入つてから神經衰弱も皮膚病も腎臟病も癒つたが胃酸過多症が仲々癒らない。何時も眞靑な顏をして「靑太《ふくれ》」ぐ\といはれてゐた。大學を卒業して三十八歳で西洋へ行つた時にも友人達は私の健康を心配してくれ、又ドイツの助手連中が私の健康に賭けをした程であつたが、三年間の勉强に耐へて歸朝することが出來た。その後駒込病院の副院長をしてゐた時も傳染病研究所の部長をしてゐだ時も、胃酸過多症で惱され通しであつた。ところが大正九年にインフルエンザーが非常に流行したので、私は晝食を食ふひまとてもなくしばらく晝食をやめてゐた。するど胃の具合が大變よくなつたのでそれからは忙しくなくなつてからも二食にしてゐた。其の後一食にしたらどうだらうかと當時玄米を研究的に食べてゐたので最初冬一ヶ月だけ寒稽古のつもりで玄米一食にしてみたところ胃酸過多症が癒つてしまつた。

(六) 六十過ぎて强健

そこで引續き玄米一食を今日まで通してゐる譯だが、次第に健康體になつて自分の體に自信がもてる樣になつた。六十の時、停年で大學も病院長も辭めてから思ふ存分日光浴が出來る樣になり、同時に運動をはじめた。すべて例の萬年初步でやつた。

或る時「君は一食で玄米と野菜とで運動が出來るか」といふ質問を受けたので何か運動をやつてみようと決心して誰か偉い先生はないかと探してをつたところ、皇武館の植芝先生こそ我が師なりと思ひ、六十歳の時先生の門に入り、以來今日まで九年餘り每朝その道場に通つて合氣武道をやつてゐる。

この武道は敵が何を持つて來てもこちらは無手でやるといふ業で、私は其處まで達したといふ譯ではないが奥底のわからない、實に面白い業である。

私は毎朝四時に起きてみそぎをしてから牛込若松町にある皇武館へ行つて合氣武道をして六時頃歸つてから朝食を攝ることにしてゐる。

私の朝食は玄米飯一杯半と野菜の二分間煮(無鹽無糖)と果物位である。この朝飯一食で一日中活動してゐるのであるが、人間は休む暇もなく仕事をさせられてゐる程有難いことはないと思つてゐる。

私は暇の時は寢るが、忙しい時には寢ず、食はず、働いてゐる。從つて夜寢る時間は一定してゐない。夜の十一時の時もあれば午前一時の時もある。

要するに人間は食はなければならない、寢なければならないといふものではない。少なく食べておれば寢る時間も少なくてすむのである。

第二章　生成化育は天地の大道

（一）疾病は必ず癒る

私は長い間色々の病氣をした體驗から「病氣は必ず癒る」といふ信念を得た。病氣して死なないのは癒りつゝあるからだといふ信念の下にその病氣の本を探してその根を絶つことに努めるならば病氣の力よりも癒る力の方が勝つて病氣が全快する。これが療病の根本原理であると信じてゐる。

卽ち病氣になる原因は人間が不自然な生活をするからであつて、天地の道理をわきまへて之に順應した生活をすれば病氣にはならない。然らば天地の道理とは何かといふと、天地は物を生じて止むことなく、生じたものは必ず其の目的を遂げさせる樣に育てるといふことであつて「生成育化」は天地の大道である。卽ち海には魚、山には木、原には草、空には鳥、陸には獸と云ふ風に生物は皆各々榮えてゐる。

（二）　類脂體は生命の素である

類脂體といふのは生物體内にのみ出來るもので、例へば木の根から吸ふた水に融けた流動性の榮養物は之を半流動性にしたり、最後には固形の木の實にしてしまつたりする。又カルシウムの樣な水に融けにくい肥料を植物にやると、類脂體が融かして根から幹、幹から實へ持つて行く。そこで木の實一つは木一本と同じで、我々が木の實一つ食ふことは木一本食ふのと同じで、類脂體も入つてをればヴイタミンもマグネシウムもカルシウムも沃度も其他色々の必要なものが全部入つてをつて、それが肉になつたり齒や骨になつたりして我々に生きる力を與へるのである。

かう云ふ風に生き物にとつて無くてならぬ重要な役目をする類脂體は卽生命素と名づくべきものである。

（三）　西洋醫學は人工醫學だ

西洋醫學は西洋人の醫學であつて決して日本人のための醫學ではない。日本人には日本人獨特の醫學がある筈である。明治維新當時西洋から汽車も電車も機械も持つて來て何でも西洋のものはよいものと思ひ込んだため醫學、衞生までも西洋のものが正しいと思つたのが間違ひの基であつた。元來西洋は大體に於て寒い處で野菜が少ないために肉食をしなければならないので自然に鐵砲を拵へて撃つとか船をつくつて魚をとるとか機械的文化が發達したゝめに寒ければ煖房で暖めるとか、風の入らない家を造るとか云ふ風に人工的になつた。そのため醫學も人工醫學になつて自然を無視して自然研究をしなくなつた。これが西洋醫學の長所でもあるが又缺點でもある。

一方日本は實に自然に惠まれてゐて、水は淸く、空氣は澄んで日光は燦爛と輝き立派な食物が豐富にあつたので自然に賴り、自然に感謝してゐたゝめに機械文化はおくれた。從つて醫學も發達しなかつた。又開ける必要もなかつたのである。卽ち自然に天が與へて下さるものを食つて自然の水を飮み、自然の空氣を呼吸してをれば人間に病氣がなかつたのである。そのため醫學が進歩しなかつたのであるが、それは寧ろ誇りとすべきであつて、今日と雖も日本人はこの天地自然に順應した生活をして行くべきであり、日本醫學は亦人工醫學であつてはならぬのである。

（四）西洋は遠心的研究

學問の研究方法にもいろ〳〵あつて今日では動物試驗で解剖學的研究をしてゐる。例へば動物を割つてみて骨があり肉があり神經があつてその先には細胞があつてといふ風に枝から枝へ、葉から葉へと研究してゐる。之卽ち遠心的研究である。博士論文と云ふのがそれで、或る人が或る一つのことを研究して博士になる。次の人はもう一歩先きの枝葉の樣な細かいことを研究して博士になるといふ風で何處まで行つても研究しきれない。百年經つても千年經つても盡きない。然も上の方の事を研究した人は下の方の事が判らず、下の方の研究をした人は上の方の事を知らない。かくして何時になつても纒らないのが遠心的研究であつて西洋の學問は皆之である。

日本の醫學の研究も現在はこの方法であつて、よく世間で「蚤や虱の事を研究して醫學博士になつたのだから人間のことは判るまい」などといはれても仕方がないのは此の爲めである。

（五）　我等は求心的歸一研究

さて之に反對の研究方法がある。それは個々の現象を一つの中心に纏めて仕舞ふ方法である。醫學でいふならばその中心は生命である。生命には空氣も、日光も水も草も木も必要である。然して空氣も日光も水も草も木もすべて生命に歸一するのである。卽ちその生命が分れては草木となり、牛となり、馬となるのである。

この生命は永遠に亘つて變ることのない宇宙の大生命の根源に通じてゐる。その大生命の根源は遠心的研究では何時まで經つても、到底握ることが出來ないから枝葉の研究から本の方へ歸つて來て求心的に研究しなければならないのである。日本の研究は元はさうであつた。仙人と云ふのがゐて長く生きてゐたさうだが一體その仙人はどんな生活をしてゐたのだらうかと研究して來ると矢張この生命に歸一するのである。その仙人は木の實を食つてをつた。淸らかな水を飮んで、淸らかな山の光線に當つて、朝早くからよく働いてをつた。田舍の長壽者は皆この仙人の樣な生活をしてゐる。そこには生命の四元とも云ふべき强い日光、澄んだ空氣、淸らかな水、新鮮な食物が集つてゐた。こゝに住む百人が百人健康になつた。所謂生命の泉である。此處に來れば病氣で死ぬ人は一人も無い。皆健康で天命を全うして安らかに大往生することが出來る。まるで油が盡きて燈心が風の無いのに消える樣に苦しみ一つない所謂生理的死がそれである。この生理的死には少しの病氣もない。胃も腸も腦も肺も全部健全である。動物は皆この生理的死で死んでゐる。山へ行つても誰も動物の死體を見ない。又夏になると出て來る蝿や蚊が一體何處へ行つて死ぬだらうかと不思議であるがよく調べてみると、例へば木の葉の裏などへちやんと自分で上手に死體を隱してゐる。彼等は死ぬ前まで健康で、行くべき所まで行つて死んでゐるのである。

所が今日そんな大往生をする人がないところを見ると今日の醫學の研究は生命を離れて端へ〳〵へと行つてゐることがわかる。その意味で今日の醫學は廻れ右をして、もう一度生命の根源へ歸つて來なければならないと思ふ。

（六）　病人だらけの日本

又一方今日の日本の狀態はどうかと云ふと、或る意味では日本全國病人だらけだとも考へられるのである。生れた時は丈夫で生れて來た人が死ぬる時は皆病氣で死んでゐる。何故に生理的な大往生が出來ないで病氣で死ぬるのかと考へる時に、今の榮養とか衞生の問題を根本的に立て變へなければならない事がわかる。日本人をもつと丈夫な、もつと〳〵働ける國民にしなければならない。健康な人一人の働きは五、六人の食糧を稼ぎ得るものであるから健康な人が殖えるほど國は富む。食糧は有り餘つて滿洲へも支那へも分けてやれると云ふのが當然のことである。處が今日はどうか、田舍には澤山ある食糧が都會に不足して行列をしてゐる狀態である。これを人體に例へればまるで血液の循環が止つてゐる。これは病的日本の姿である。何故に日本が病的になつたのか？　それは日本人の各々が病氣になつたからである。先づ一人一人を健康狀態に還さなければ日本は健康體にならない。

丁度子供が健康な時は機嫌よく誰とでも仲よく遊んでゐるが、一度病氣すると我儘を云つて泣き通しで親兄弟を苦しめるのと同樣日本の國民は程度の差こそあれ皆この狀態で我儘ばかり云つてゐる。だから自分のことで一杯で他人の事なんか考へてをられない有樣で誠に情ない。

こんなことでどうするのだ。日本全體は一家庭であり、皆仲好くすべきでいよ〳〵となつたら死なば諸共で、一諸に飢ゑて行かうとも、有る間は皆で食べようではないか、と云ふ肚にならなければ健康日本ではない。

人間は本來健康體になれば自分の體のことなどは考へなくなつて人の爲にしたくなるものである。日本が健康になれば、隣の國の世話もしたくなるのである。卽ちロシヤの世話がしたくなつたり、印度の世話がしたくなる。その時に初めて八紘一宇の計畫が樹てられるのである。

我々は世界的八紘一宇を計畫する前に、我日本の八紘一宇を、尙その前に我身自身の八紘一宇を確立しなければならない。卽ち我身の心と體と、血液と部分との關係がうまく行つてゐるかどうか、血の廻らない處はないか、汚れてゐる所はないかを考へ、先づ自分自身の眞の健康を打ち立てなければならない。

第三章　健康とは何ぞ

（一）健康とは何か

健康の健の字は人偏に建つと云ふ字を書くので人間が立つてをれゝば健康である。人間が横になつたまゝ起きられなくなつた時は病氣である。康といふ字は「やはらぐなり」、「たのしきなり」、「やすきなり」と云ふ意味で、危げのない安全なことを意味してゐる。又健の字は易にも「天の行く事健なり」と出てゐる。太陽や月の運行は何時も時間通り正確であるが、丁度その樣に何時も變らず樂しく元氣に働くことが出來れば即ちそれが健康である。

（二）横綱は健康の基準ではない

從つて體が大きいから、目方が重いから健康かといふと必ずしもさうではない。それは形態學的の見方であつて、眞の健康とは機能的に見て、正しくちやんと立つて働いて疲れないものである。横綱の様に大きくて強い人でも梅ケ谷や常陸山の様に僅かな病氣で若死をしてしまふと健康とは云へない。

形態と機能とが一致するのは結構なことではあるが、兩立しない時はむしろ形は何うでも働きの上の健康を選ぶべきである。

(三) 生命の四元としての四要素

我々が機能的に健康であるためには、第一日光、第二空氣、第三水、第四食物が必要である。この四つが揃つてをれば何もいらない。そこでこれらを生命の四元といふのである。我國は太平洋を東に控へ、日本海を西に控へて北と南に帶の様に長くなつてゐるために太平洋、日本海の海風を受けるから空氣が非常に綺麗である。こんなに空氣の綺麗な國は外にはない。部分的に云へば都會は空氣が悪く田舍の方が澄んでゐる。又同じ場所でも早朝の空氣が一番綺麗である。この點早起の人、郊外に住む人々は惠れてゐる譯である。

水に就いても我國は惠れてゐるが水道はよくない。何故悪いかと云ふと水が鐵管を通つて來る間に水の中に含有されてゐるカルシウムの様な無機質が鐵管の內側に沈着して無機物の少ない所謂軟水になつて仕舞ふからである。望ましいのは山から噴き出た様な清い水である。これなら齒も、骨も、皮膚も、細胞の核も、皆丈夫になる。

然し都會生活では山や谷の水を飮むわけに行かないから先づ安全な水道に賴つてゐるのであるが、深く掘つた井戶を倂用することが望ましいのである。

では最後の食物はどんな物がよいかといふと人工食でない、なるべく人間の手の掛らない、大自然そのまゝの食物が宜しい。

皮もあり、實もあり、種もある物それ〳〵全體が宜しい。人間の齒で嚙めない種や皮は除いて、齒で嚙み、舌で味ふことの出來るものならば、なるべくありのまゝの方が宜しい。其の中苦い物、澁い物、酸つぱすぎる物などは味覺がちやんと食物として適さないことを敎へてゐるからそれに從つてよき物を選べばそれが生命の食物となるのである。

先日或る會で「私はお野菜が好きですが八百屋物より自分で野や山から取つて來た物の方がはるかに美味しい樣に思ふが如何でせうか」と問ふ人があつたので、私は「いやそれは我々の願ふところである」と答へた。

人工的に肥料を施した野菜は大きくて、柔かく、纎維が少ないので世間ではよき野菜として高く賣買されてゐるけれども、本當は自然に生えてゐる野菜の方が餘程宜しいのである。

（四）　何が本當の滋養物か

滋養物といふと人々はすぐ肉、卵、牛乳、魚が滋養物の樣に云ふのであるがその滋養物といふ言葉は西洋の學問が我が國へ入つて來てから唱へられる樣になつたのであつて、本來日本では肉は惡食なり、魚は生臭物なりといつて喰べなかつたものである。ところが西洋の學問が入る樣になつてから卽ち德川の末から魚を喰べ明治の初めから肉を喰べる樣になつたのである。

一體日本人に適した食物とは何かといへば五穀と蔬菜である。ところが野菜類などは粗食だといふけれどもそれは大間違ひ、滋養になつて健康を維持する食物が眞の滋養物なのである。

（五）　榮養の良し惡し

世間では肥つて丸々としてゐる子供の事を榮養がいゝといふがそんな子供に限つておできが出來易かつたり、扁桃線を脹らしたり風邪を引き易かつたりするのである。榮養の良し惡しを目方で量つてはいけない。病氣さへしなければ榮養が良いのであるから痩せてゐても榮養不良ではない。

（六）　消化の良し惡し

消化の良し惡しは食べる人の胃腸の强弱によつてきまるのであつて、消化の良いものでも食べ方によつては不消化になる。例へばお乳でもお母さんの乳房から直接吸つて吞むと消化がよいが一度搾つた乳をコップに入れて匙でかき廻して飮せると消化の惡い乳になるのである。又消化とは化學的のことであるから、便に糓が出たから不消化と云ふのは誤りである。

（七）　肉食と菜食

肉食は日本人にとつては適應食ではない。日本人が支那料理や西洋料理を毎日食べてゐると胃腸を惡くするが菜食なら何時まで續けてもあきないのは日本人には菜食が適してゐることを證するものである。これは日本人ばかりでなく人間は植物の上で發達したものである。何故かといふとヴイタミンが植物にあつて、動物は皆植物からそれを借りて生きてゐるからである。

虎や獅子はヴィタミンを兎から借りてをつて、兎はヴィタミンを野菜から借りてゐる。魚もヴィタミンを海藻から借りてゐる。事實生命素・ヴィタミン、ホルモンなどは皆植物體に發達したものである。それを動物が借りてゐるのであるから人間が動物食をとるといふことは、借り物を又借りすることになるから生命素が足りなくなる。卽ち肉、魚などにはヴィタミンが足りない。そこで海岸の人は生の海藻を、里や山の人は野菜を食べると宜しいのである。今日外米を食べるのでヴィタミンが足りない、どうしたら宜いかといへば野菜類を出來るだけ多くとる樣に奬めるのはそのためである。このことはバイブルの舊約全書の一頁創世記にもちやんと書いてある。卽ち「神彼等にのたまひけるは『見よ我すべての地の面に種のなるすべての草と種ある實のなるすべての木とを汝等に與ふ。之は汝等の食たるべし』と明かに書いてある。これらは人間の食物であると西洋でも創世記に於てちやんと決つてゐる。

ところがその後ノアの洪水の時に草も木も全部枯れてしまつたので、豫備の食物として『地のすべての獸、空のすべての鳥、地に這ふすべての物、海のすべての魚、之は汝等を恐れ、汝等に懾かん。之れは汝等の手に與へらる。凡そ生くる動物は汝等の食たるべし。青物の如く我之を皆汝等に與ふ』と創世記第九章に書いてある。

動物を食はずに濟めば食はない方が安全でよいが、食べなければならない時は生きた動物を食べる様に心かけなければならない。

特に長生きのしたい人は動物食は愼んで出來るだけ食はない方がよいのである。

古來文化はエジプト、バビロン、ペルシャなど南の暖い國から發達して來た。ところが南國はあまり恵れ過ぎて人間が懶惰になる。卽ち天惠に甘へて怠ける傾向がある。そのため力が弱つて何でも寒い國に負けてしまふ。

北の方は寒くて食物が少ないから努力しなければならない。この努力に暖い國は負けるのである。かくして文化は北へ北へと發達して行つた。

最近ではイタリー、フランス、英米の時代からドイツ、ロシヤの時代に進んでゐる。

日本でも日向の國から文化が興つて、九州の眞中の高千穗から大和まで來て遂に東京まで北漸してゐる。然し日本では北海道、東北地方にでも米が出來るのであるから日本人は肉食をしなくても植物で養はれるのが宜いのである。植物のないエスキモーなどへ行くと野菜も果物もないから仕方なくオットセイでもアザラシでも獲つて食ふといふことになる。然し彼等は生きた物を獲つて食べるのであつて死んだ物を貯へておいて食ふやうなことはしない。

（八） 生きた物は完全食

天然自然の食物は完全である。生きてゐる以上完全である。完全食とは生きてをる食物であるといふことが出來る。生きたものならば芋だけでもよく、野菜だけでもよく、果物だけでもよく、玄米だけでも宜しい。お米は白米にすると死んでしまふからいけない。外米はいけない。罐詰干魚は死んでをるからいけないのである。

豆腐は消化がよく、豆は消化が悪いと云ふ見方は間違であつて、豆は完全食であるが豆腐は豆が變化したものであつて死んでゐるから不完全食である。魚でも刺身は皮を除き頭をとつて肉だけで作つたものであるから不完全食である。わかさぎの様に頭から尾まで全部食べられるものは刺身よりは完全食である。

（九） 天然免疫性

人間の體は本來病に侵されない様に天然免疫性に出來てゐる。病は內から起るものと外から起るものとの二つに分けることが出來る。

內から起る病氣を考へてみると原因は、自家中毒であつて、これさへなかつたら內からは病氣が起らない。外から來る病氣の原因は怪我、燒ど、黴菌に着かれた場合である。怪我、燒どは不用心が元であるから用心をしなければならない。黴菌や寄生蟲が着くのは必ず死にかけた體に着くものであるから體を生々としておけばこれを防ぐことが出來る。古人も「病は皆自ら招く業なり」と云つてゐるが全くその通りで動物には殆んど病氣がない。即ち動物は皆生理的死で死んでゐるのである。人間も亦自ら招きさへしなければ病氣になることなく皆元氣に樂しく暮すことが出來、油が盡きて、燈火が自ら消える樣に靜かに大往生が遂げられるのである。

この天然免疫に對して人工免疫と云ふのがある。即ち天然痘に罹らせない樣に種痘をするとか痲疹《はしか》に罹らない樣に血清注射する。之が人工免疫である。然しこの人工免疫は一番免疫の度が强い天然痘でさへせい〴〵三年位のもので段々免疫力は衰へて行き、決して永久完全なものではない。

これに反し天然免疫はすべての病氣と同時に免疫してしまふからチブスにも赤痢にも罹らない。天然免疫が强くなると凡ての病氣を一緒に豫防する。この天然免疫を持つてをればこそ人生はこの樣に榮へるのであつて、之に反して人間が黴菌に負けるものと決つてをれば人類はとつくに衰へてゐる筈である。吾々はこの天から與へられた天然免疫力を失はぬ様にしなければならない。

即ち完全な光線、空氣、水、食物を求めて、食べ過ぎない様に、よく嚙み、お腹に溜めないでよく出す様にすれば、この天然免疫力は益々強くなつて黴菌を飲んでも胃の中の鹽酸が皆殺してしまふから決して病氣に罹らない。寄生蟲が何所から來ても、必ず胃の中へ入るから鹽酸に殺され消化されてアミノ酸となつて榮養物として吸收されてしまふのである。

第四章　榮　養　論

(一)　誤れるカロリー說

今日の榮養學說では食物は蛋白何瓦、脂肪何瓦、含水炭素何瓦とらなければならない。それを燃せば何カロリーの熱が出る。それが人間一日の體温をつくる元になり働く原動力になるのだからカロリーの高い物が滋養物だと主張してゐる。學校でもその通り敎へてゐる。

然しそれは間違ひで、それでは人間は生きて行くことが出來ない。生きるための食物は何も手をつけない無變化の物でなくてはならない。解剖のメスを加へてもいけないし化學の試藥をかけてもいけないのである。

今日「生きた食物を攝れ」といふことは寧ろ素人がいふ位のもので醫學の方はやあ解剖だ、やあ分析だといつて道草を食つてゐて遅れてしまつてゐる。天地は水の流るゝ如く進み行くので、それについて行くためには正しき流れに乘らなければならない。正しきレールに乘れば努力せずして自然の目的地に達するのである。

（二）國民の體質が次第に衰へて來た

人間の組織を作つてゐる結締織、或は靱帶といふものがある。その太いのを靱帶といひ細いものを結締織といひ、その細いのは細胞一つゞつを結び付けてゐる。丁度蛇籠を拵へて、それに石を入れて護岸工事をしてゐる樣に細胞と云ふのはお團子の樣な玉でそれを一つゞつ網にかけて拔けない樣にしてゐるのが結締織である。その細胞の一つ〳〵は生きてゐる。その蛇籠の結締織と細胞との間を神經と血管が通つてゐる。どの細胞にも神經が通つてゐて痛いとか熱いとか何が足りないとかいふ訴をするとすぐそこへ血管によつて榮養が行く樣になつてゐる。そして細胞から出る老廢物は皆血管に集めて心臟へ持つて歸る樣になつてゐる。

この關係は非常に微妙に出來てゐる。結締織は細い網の目の樣になつてゐて、空氣や瓦斯や酸素や炭酸瓦斯などが通る。水も幾分通るが蛋白を含んだ水の樣にドロ〳〵して粘濃《ねばりこい》ものは通らない樣に出來てゐるから胃腸の中で完全に消化されて水の樣になつたものでなくてはこの網の目を通つて血管の方へ入り込まない。そこでこの結締織が緩んで來るとあたかも蛇籠の竹が伸びて石がバラ〳〵崩れる様に細胞が外れていろ〳〵の物が浸み出て來る。即ち肋膜に水が溜るとか、脚が腫れて抑へると凹むとか、尿の中に蛋白が出て來るとか云ふのは、結締織が緩んだ證據である。その時は不消化物も通れば毒物も通るので熱が出たり、痛みが起つたり、氣分が惡くなつたりして病氣が起る。

今日日本國民の體質が惡くなつたといふのは結締織が緩んで來たといふことで目に見えないために人々は油斷をする。そして始終風邪を引くとか、頭が痛いとか、足がだるいとか、神經痛だとか、言ふてをるのである。

その外子供の脱腸は腸を吊り上げてゐる靱帶が緩んで下つて來たためである。又子宮はちやんと靱帶で四方から引張られて眞直に骨盤にくつゝいてゐるが、その靱帶が緩むと引繰返つたり、轉んだりして子宮の病氣を起し姙娠することも出來なくなるのである。

脊骨が曲つたり、反つたりするのも靱帶が緩むからである。この他緩んだ結締織をちやんと元に直すことを體質改善といふ。

體質を強くしていくら働いても疲れず、病氣しない様に、不眠不休で働かねばならない時があつてもよく之に堪へられる様な體にするには先づ榮養をよくして行かねばならない。榮養をよくするといふことは決してホルモンだとかビタミンだとかいふ藥を飲んだり、注射したりすることではない。天然自然が作つて下された食物よりもよい榮養は他にないのである。猫には生きた鼠、鷄には籾穀のある米といふのが最もよき榮養であつて、色々の藥品を混合してゐてもこれに及ぶものは絶對にないのである。

（三） 榮養標準の愚論

今から五、六十年前ドイツでは、毎日一人一人が蛋白一一八グラム、脂肪五六グラム、含水炭素五〇〇グラム、總計三、〇五五カロリーを食はねばならないと學者が主張した。これがドイツの榮養標準であつて、何んでも澤山食はねばならないと考へた時代である。ビスマークも之を主張したので勞働者や中流以下の生活者は喜んでビスマーク萬歳を叫んだのである。

之に對しアメリカのフレッチャーなどは反對して、もつと嚙めばよく消化するから三分一でもよろしいと主張した。之が卽ちフレッチャーの咀嚼法である。

ところが今日日本の榮養學者は何といつてをるかといふと、日本人は蛋白五〇グラム、脂肪一七グラム、含水炭素四〇〇グラム、合計二、〇〇〇カロリー攝らなければならないと主張してゐるのであるが、然しこれでもまだ多いのである。

（四）　完全榮養食のいろ〳〵

完全榮養食は生きてゐなければならない。何でも死んだ瞬間から不完全になるのである。幸ひ植物性のものは不完全になつて行く下り坂が緩いが、動物性のものは死んだら最後榮養の完全度がガタ落に下つて行つて遂に不完全となり、中毒を起す様になる。

新しいと思つて澤山食べると消化の時間が長くかゝつてゐる中に中毒が起ることがあるから動物性のものを攝るときは心して少量にすべきである。

壜詰、罐詰、干物などは完全榮養食ではない。玄米、小豆、芋の様な天然が貯藏してくれたものは完全である。貯藏した芋は春になると芽を出す、卽ち生きてゐるのである。人間が貯藏するために加工したものはすべて完全ではない。

（五）　有機物と無機物

今日の醫學では分析の結果有機物はどれくらゐ、無機物はどのくらゐ攝らなければならぬと主張してゐるが有機物と無機物とを分けてしまつてはいけない。有機物の中には蛋白質、脂肪含水炭素がある。その中の蛋白質は何になるかといふと勿論骨の中にも蛋白質があるが、大體骨、齒以外の人間の體を作つてゐるものは皆蛋白質である。

そこで人間の體は蛋白質から成つてをると云つても過言ではない。然し乍ら蛋白ばかりではなく、その中に無機物が有機化して入つてゐるのである。骨を作る無機物がなくてはならない。エスキモー人種は肉と脂だけ食べてゐる樣にいはれるが肉と脂だけでは骨が出來ない。日本人は含水炭素の白米を食べてをればよいかといふといけない。白米には無機物が足りない。ところが玄米なら皮の方に無機物が多く蛋白も脂肪も含まれてをり、實の方には蛋白、含水炭素が多い。その樣に天然の食物の中には有機も無機も完全に入つてゐるのである。

一體無機物にはカロリーがないものである。カルシウム、マグネシウム、カリウム、沃度、鐵ばかりでは熱が出ない。一番熱の出るのは脂肪と含水炭素である。日本人は主に含水炭素を變化して熱を出してゐる。エスキモー人種には含水炭素がないから脂肪を燃してカロリーを攝つてゐる。脂肪の方が含水炭素の二倍位の熱量を出すから寒帯の人はなるべく脂肪でカロリーをとつてゐるが、亞熱帯の人は含水炭素からカロリーをとつた方が熱を攝りすぎなくてよろしいのである。

脂肪はカロリーの高い物質であるからカロリーの多い物が榮養物と考へてゐるカロリー説に依れば脂肪の多いものを食べる様に主張するがこれは溫帯や熱帯の人々に適さないのである。そこで完全な榮養をとれば、カロリーの問題も有機物、無機物の問題もなくなつてしまふのである。

無機物の問題にしても無機物の中には、マグネシウム、カルシウム、カリウム、鐵、沃度、燐、ナトリウム、硅素、クロール、硫黃等の外に硼素、砒素、チタニウム、ワナヂウム、リチジウム、ルビジウム、ストロンシウム、クロール、銅、錫、アルミニウム、コバルト、ニッケル、亞鉛、マンガン、銀、鉛、水銀、カドミウム、トリウム、チルコニウムと云ふものまで數限りなく含まれてゐる。一々これを考へてから榮養食を攝るといふことは出來るものではない。人間は皮むいた白米を食べて蛋白だけの肉や魚を食べて外に鹽を入れたり、ソースを掛けたり色々と混用してゐるけれども、この中のどれかゞ足りなくなつて來る。そこでお米は皮のまゝ野菜も茹でこぼさない様に天の與へたものをそのまゝ食べれば必要な成分は皆充分に體內に取り入れられ、之を常食してをる人は皆組織が丈夫になり、結締帶も靱帶も強くなつて今まで緩んでゐたのがずつと縮み上つて色々の病氣が皆療つて無病になり、長生するのである。

無機物が足りなくなるとカルシウムが不足して、齒や骨が弱くなり、又マグネシウムが足りなくなつて神經過敏になつたり、靱帶が緩んで色々な障害を來す。といつて抽き出した無機物を與へることは却つて害になるのである。生きた食物に含んで居る無機分でなければならない。ところが自然の食物の中には必要な無機物は有機化した無機物として全部無害のまゝ熔け込んでゐるのである。

(六) 滲透性體質を改造せよ

結締帶が弱くなつて網の目が粗くなつたために黴菌が浸込んで居る蛋白含有の物質が外へ浸み出て來て搔くとジク〳〵汁が出る。かさぶたになつておできになるといふのが滲透性體質である。

滲透性體質になると種々の傳染病にかゝり易くなり結核にもおかされ易い。この體質を改善するためには完全な榮養を攝ればよろしい。完全な榮養を攝つてゐると段々抵抗力が強くなつて、疲勞をも感じなくなる。從つて病氣に罹らなくなる。

（七）日本人の身長問題

骨には軟骨があつて、それに無機分がくつゝいて骨になる。之を化骨點といふ。無機分が不足して化骨しかねてゐるとこの化骨點の軟骨が育つて唯背たけが細長くなるものである。ところが榮養が完全であると大體十六、七歲で化骨して竪横の均衡が取れる樣になる。子供の頭の頂天に顖門《ひよめき》といふのかあつてピク〳〵動いてゐるが、あれは一年以內にちやんと塞がつてしまふのが普通であるが弱い子供は仲々塞がらない。これと同じことで背が何時までもグン〳〵伸びるのはよくない。それは無機質が不足してアルカリが足りないために酸性體質となり化骨がおくれ不健康に伸びるのである。これを防止するためには子供の時から骨の發育を完全にしなければならない。

子供に肉や魚の白身や脂肪物や砂糖類を常に與へてゐると、食べたものが酸性になつて骨の發育を不完全にする。アルカリと無機分の多い食物卽ち完全食を與へなければならない。

（八）　酸性食とは何か

食物が消化され吸收されて體內を循環して役立たなくなつて戾つて來た時アルカリ性であればよいが、酸性であるとよくない。

人間の體は全部アルカリである筈で、酸になつて戾つて來るといふことは體內のアルカリを奪つて、アルカリ缺乏或は酸中毒に陷ることになるから健康上よくないのである。

ではアルカリになつて歸る食物とは何かといへば、玄米、野菜類、海草類、果物、胡麻、卵の白味等である。

酸になるものは何かといへば肉類、魚肉、皮をむいた五穀卽ち白米、胚芽米や七分搗、油類、砂糖類等である。

人間はアルカリ性の體質の時にアルカリを貯藏してゐるが、酸性になるものを澤山食べた時には、アルカリ缺乏を起すので自分の齒や骨をとかして之を補ふことになる。弱い齒や骨をとかすから益々弱くなつて中側がザクザクになつてしまふのである。之をとかさないで貯めることの出來る人の骨や齒は段々强くなる。

母親がアルカリの不足した食物を食べてゐるとアルカリが段々不足して來て自分の齒や骨をとかして乳に入れて子供に與へる子供を産んだ婦人は齒を惡くする。齒ばかりではない骨を弱くしてしまふのである。たゞ齒は見えるからすぐ解るけれども骨は見えないから解らないまでである。

ところが完全食を食べてをれば母親の齒も骨も絕對に惡くならないものである。

（九）ヴイタミンとは何か

世間ではヴイタミンをA、B、C、D、E……と並べてゐるがヴイタミンの數はそんなものではない。ヴイタミンAの中にもA_1、A_2、カロチン、アルファー、ベーター、ガンマー、デルターがあり、ヴイタミンBにもB_1、B_2からB_7まであり、C、Dにも幾種もあり、その他ヴイタミンE、F、G、H、I、J、K、L、P、なんていくらでも次から次へと發見されてゐる。又今後どの位ふえるかわからない。

ヴイタミンAは目に關係があつて、夜盲目になることを防ぎ角膜の乾くことを防ぐ。又黴菌を豫防し結核を防止する力を持つてゐる。

ヴイタミンBは神經の働きの弱いのを防ぎ、神經が痲痺したり、神經炎になつたりするのを防ぐ、卽ち脚氣を豫防し、又寄生蟲をも豫防する。

ヴイタミンCは血管を强くし、血液を完全にして、肩や腰、足などの冷えるのを防ぐから貧血や、鼻血の出ることや、欝血症に惱むことを豫防する。

ヴイタミンDは骨の柔かになることを防ぐのである。

ヴイタミンEは子供のない婦人が之を適當に攝れば姙娠して丈夫な子供が產れる樣になる。外にも色々ヴイタミンはあるが、之等ヴイタミンは特に玄米、野菜の中に澤山含まれてゐるのである。だから貧血すれば澤山野菜の葉を食べるとよろしい。葉綠素を食べると赤い血が殖えて、血の働きを助け骨や齒を丈夫にすることになる。

又、子供の欲しい人は玄米や野菜を食べなければならない。婦人が肉食しないで西瓜、お芋、お豆等が好きであつたら萬萬歲である。これらは皆完全な食物であるから、丈夫な子供が產れる。

（十）無機分とは何か

玄米でも其の他のものでも燒けば灰が殘る。その灰が卽ち無機分で、色々な必要な成分が含まれ、榮養を完全にしたり身體を强健にしたりする。かう云ふ無機分が適當量含まれないものを食べてゐる人は外見はとも角も實質的不完全榮養に陷つてをる。さうしてその結果は身體組織が薄弱となり、機械的にも化學的にもその抵抗力が弱つて來るのである。

近頃段々近眼が殖えて來たり胃擴張、胃下垂、子宮位置異狀、滲透性體質等の病氣が多くなつて來たのは皆、機械的抵抗力が薄弱になつた爲である。

又、ムシ齒が殖えたり、炎の字のつく病氣が增加したりするのは皆無機分の缺乏である。一般に皮や骨の中や、海藻類の中に無機分は揃つて多い此の無機分は、白米食者や七分搗米食者や肉食、魚肉食者等は藥劑として醫者や藥劑師から貰ふものである。併しそれは宜しくない。

（十一）燐酸の問題

燐酸は無機質の灰分の中に入つてゐる。これは燐の有機化合物であつて酸になつてゐない。

又燐臭くもなく、燐の持つ毒の性質もない。若しこれが分析した燐酸であつたなら少し食ふても大變、中毒して死んでしまふ。

然し燐の有機化合物はなくてはならないもので、これが齒や骨や爪や髮の毛を作るのであつて、皮膚のためにも血液のためにも、心臓のためにも、胃腸のためにも役立つてゐるのである。然もこの燐はお醫者さんから藥としてもらふ譯に行かない。併し玄米の中には多い。

（十二）有效纖維とは何か

纖維の中には澤山の滋養物が備つてゐるので纖維は邪魔だといつて除いては駄目である。玄米には纖維があるからいけない、皮のある堅いものは不消化だといふのは間違である。白米はすべ〳〵して口當りがいゝといふが白米には有效纖維がないから駄目である。

前述の通り玄米には日本人に必要なすべてのものが含まれてゐるので、日本人は玄米さへ食べておれば蛋白も脂肪も、含水炭素も不足しないから何も補ふ必要はないのである。補つても簡單なもので濟むのである。卽ち玄米野菜で宜しく、その他の御馳走は、たまで宜しいのである。

第五章　適　應　食

（一）寒帶人の適應食

如何に完全な食物でも、それが適してをらなかつたら仕方がない。例へば、玄米は完全だ、と言つても、虎や獅子に玄米は適しない。完全で適した物を選ぶといふことが大切である。適應といふものは、先づ第一に、地球の緯度によつて變る。北緯六七十度のエスキモーの住んでゐる處は極寒帶といつて此處に適應した食物は肉脂肪食であつてエスキモー人は肉を食ひ、魚を食ひ、油を飲み、骨を嚙る。またそれ以外に野菜が食ひたくとも、大地は雪に覆はれてゐていはば氷の家の中に住んでゐる樣なものであるから野菜や果物が見たくも見られない、穀類も無い、仕方がないから、オットセイやアザラシ等、寒帶の氷の上に住んでゐる獸、それらは何を食べて居るかといふと、海の魚を食べてゐる。さうして氷山の上へ眞黑になつて群れて住んでゐる。さういふ物を獲つて食べる。又、海の魚も獲つて食べる。それより外に食物はない。それぢや肉類食べてゐるエスキモーなどはどこからアルカリーを攝るのだらうか、酸性食になつて何ともないのだらうかといふ疑問がおこる。ところが彼等の體は、我々の體とは違つてゐて、彼等は肉の蛋白質を肝臟で、アンモニヤに變へる。アンモニヤといふのはアルカリであるから、體を酸性から救うてゐるのである。日本人は肝臟でアンモニヤを拵へるといふ働きは、普通は許されてゐないのでそんな働きは出來ない。唯だいよ〳〵酸が勝つてしまつて、窮して、病的になつた時に、初めて安全辨的に肝臟が働くのである。さういふことをしなくても、日本人は食物例へば果物や野菜からアルカリをいくらでも攝つて來ることが出來るのである。

(二) 熱帶人の適應食

熱帶は所謂常夏の國であるから、一本の木に花も咲いてをれば、青い實も、黄色く熟した實も同時になつてゐるので、熟した實から順々に食べて行きさへすれば年中果物や野菜を食べてをられる。零度から二十度位の處は果物と野菜卽ち果菜食が適應食である。

（三）　亞寒帶人の適應食

北緯四十度から六十度までの間卽ち今日の歐洲文明の中心部、之を亞寒帶といつて、英國、フランス、ドイツは皆この地帶であるが、然らばこゝは何が適應してゐるかといふと、肉と菜食が適應してゐる。彼等は肉やお魚を食べるから、サラダ、果物、じやがいも、アスパラガスなどを必要とする。肉だけではいけない。之が卽ち亞寒帶の適應食である。現在日本人はこの眞似をしてゐるが、之はよろしくない。

（四）　我等日本人の適應食は穀菜食なり

日本は北緯四十度から二十度の間に位する。そこで日本人の適應は何かといふと日本に出來る穀菜食である。その穀物の食べ方が、德川の末から誤つて來てゐるが穀物の食べ方を正しくして、なるべく食べる前迄生かして置いて、なるべく皮のまゝを食べる習慣をつけさへすればよろしい。お菜は野菜食で充分である。それを、誤つて皮をむいて蛋白質を無くし脂肪を無くして食ふから、どうしても肉とか魚とかから、脂肪と蛋白を補つて貰はねばならないから副食物に贅澤をつくすことになるのである。その上ヴィタミンも無くなつてゐるので、慌てゝヴィタミンを藥劑師から買つて飲むとか注射して貰ふとかいふことになる。又糠を食べるがよろしいとか、お葉も食べなくちやならぬとかいつて慌てゝゐるが、穀物を皮のまゝ食べてをれば少しも慌てることはないのである。若し熱帶の人がエスキモーの樣に肉脂肪を食つたり、又エスキモー人種が、熱帶の果菜食を食うとなるとそれは大變なことになる。何も山海の珍味を求むる必要はない。外國品をとる必要はない。その土地で出來る物がいゝ。之が卽ち緯度による適應食である。

（五）民族性による適應食

食物といふものは、同じ緯度でも、民族性によつて適應が變る。それはどういふことかといふと、地圖で見ると支那と日本とは並んでをり、日本と同じ緯度の處が支那には澤山あるにも不拘支那は肉食をする。これは民族性の相違から來てゐるのである。支那といふ國はいつでも北から發展して來た國であつて南は瘴癘の地と唱へて、惡疫が流行する土地で、住むことの出來難い土地柄であつた。

従つて支那の文化は常に北の影響を受けてゐたゝめ南の方も北の性質を帶びる様になつて肉食になつたのである。一方日本の文化は日向の國に發祥して段々北へ進んだために日本の文化は南の影響を受け日本は穀菜食になつたのである。

（六）地勢による適應食

地勢によつて食物の適應が變るのである。例へば海岸地帶であると、魚類、鮑、蛤、蜆、淺蜊、蝦や海草類は皆生きのまゝ新しいものが食べられるから海岸に住む人には海岸でとれる魚類、貝類、海草類が適應食である。特に海藻は野菜と同じであつて、魚は海藻で生きてをり、陸上の動物は、草や葉で生きてをるのである。海藻を食べてをる小さな魚を、大きな魚が食ふ。小さな鼠を大きな猫が食ふのも、兎を虎が食ふのも皆同じことである。要するに卽ち生命といふものは、陸にあつては草から始まり、海にあつては海藻から始まる。であるから、海藻は、生命素も持つてゐれば、アルカリも持つてをり、無機質も持つてをり、ヴイタミンも持つてをり、全部持つてゐるのである。昆布やわかめが眞黑な色をしてゐるのは、葉綠素を澤山持つてゐるからである。高原山地ではそこでとれる、くるみ、榧の實、椎の實、或は百合の根、或は山芋、あけび、山葡萄や、栗、稗、麥などが適應食であつて、それらを食べてをれば完全に生きられるのである。平野にあつては地上に生ずるもの五穀蔬菜何んでも適應するのである。

（七）　季節による適應食

夏になると胡瓜、茄子などが澤山出來るが、この瓜類は、夏に極めて適してゐる。何故かといふに先づ第一に瓜類には水分が多い。夏は暑さを凌ぐのに水分が必要になる。といふのは夏になると我々の體から水が蒸發して暑ければ暑い程蒸發が盛んになつて、時には汗が皮膚の表面に溜る。その汗がまた、皮膚の表面から、ドン〳〵蒸發して行く。その水を何から補ふかといふと胡瓜であるとか西瓜であるとか水分の多い食物で補ふ事になる。瓜類にはカロリーが少い。あれを乾かして燒いて見たつていくらも熱が出ない。夏カロリーの多い物を食べたら體の中に熱が出て、暑くつて仕方がない。この點大變都合よく出來てゐるのである。又夏には水分が欲しく水分の少ない濃厚なものは欲しくない、又自然食慾が減る。そこで夏は身體が瘦せるのである。

夏瘦は結構なことで瘦せて目方が減るといふことは體の實質を少くして表面を多くすること

になり暑さに堪へ易くなるのである。冬はこれと反對に肥つて來る。卽ち表面が割りに少くなつて、實質が多くなる。オットセイやアザラシは、皆丸々と肥つて、足や手が體の中に入り込んでゐる、獅子とか虎とか、熱帶に住んでゐる動物は、腹はキュウと切り上つて、胸のところだけが大きくそれに頭と手足が伸びてゐる。あれだけ瘦せなくちやあ苦しいといふことになる。鯨や象は前世界の動物であるからあんなに肥つてゐるけれども、外の動物は皆な熱帶へ行く程瘦せ、寒帶へ行く程肥つてゐる。その通り、夏は瘦せていゝし、冬は肥つてをればよいとになる。

秋になるといろ〳〵の種類の食物が出て來る。米、小豆、胡麻、栗、柿、林檎、梨、あらゆる食物が揃ふ。大根でも人參でも牛蒡でも、秋のがいゝのである。秋は食物の最も豐富に出來る時であつて、同時に今度は人間が寒さに向ふ爲に用心をせねばならぬので、お腹の空く時である。そこで秋になると物を餘計食べて、段々肥つて來る。牛や馬までも肥つて來る。秋天高くして馬肥えたりといふことになる。

又秋に出て來る食物は大體貯藏することが出來る。卽ち、米、大豆、小豆、胡麻、栗、稗、玉蜀黍、皆な貯藏が出來る。それから、柿の樣なものも干柿にし、葡萄は干葡萄になり、栗、榧、椎等の實、その根菜類皆貯へることが出來る。之が卽ち、冬の準備をする爲に、天が與へたのである。秋の末に貯藏食が出來てそれが冬の食物になるのである。

ところが冬は新しく物が出來て來ぬから、時々食物が缺乏する、その時はどうなるか、その時には動物も亦食物の缺乏に陷る。何處かに食物はないか、といつて探して、人里に食物を漁りに來る。そこで朝起きて見ると、雪の上に獸の足跡がついてゐる。之は兎だ、之は熊だといふことがわかる、その足跡を追うて、棍棒持つやら鐵砲持つやらして追つかけて行く。さうして獸を獲つて來る。その獸は冬の食物に適する。要するにそれは人間が寒帶へ行つたと同じことなので冬は少し位は動物食をしてもよろしいといふことになる。しかしその獸を獲つて食ふのは、獲り得た處の人だけが食べられるのである。何故かといふと勞働し得る體の强い人ならば獸を食べても差支ないのである。それを女子供や年寄や又身體を使はないで頭ばかり使つてをる人が、貰つて食べてはいけない。その代り勞働者や若い人達が食べ殘した處の完全な穀類や野菜の樣な物は、年寄、子供、女、それから頭を使ふ人が食べていゝといふことになる。

次に春になつて、雪消えの下から新しい菜類が芽をふいて來る。そこで春の野に出て若菜摘む。その若菜を取つて食とする。春夏秋冬でちやんと食品の順序が出來てゐる。その若菜といふ物は亦大切なものであつて、多の間は青い葉が無くつて困つて居る處へ、春先雪消えから、ヴイタミンCの多い、青い葉が出て來るから、人々が喜んで之を取りに行く。取つて來たものを神に捧げて、祝つて、それから頂く。それで舊の正月の七日には、七草を祝つて頂く。新の正月ぢやまだ寒いけれども、舊の正月の七日位になると、芹、はこべ、三葉とかいふものが出て來る。その料理の仕方が如何にも理想的である。釜に一杯粥を煮て蓋して置く。雜炊が出來上つたところで、蓋を取つて、そこへ刻んだ野菜を入れて、蓋して其のまゝ火から下してしまふ。うまいことを考へたものである。餘熱でもつてひとりでにちやんと煮られる。さうして、野菜から汁が出ても、皆御飯の中に入つてゐる。外へは一滴も出ない。さうして青々してをる。さういふところが、最も食べて美味しい。卽ちヴイタミンも流れ出ない。脂肪も流れ出ない、無機質も流れ出ない、野菜の食べ方を之で學ばねばならぬ。

所が今日の人は、野菜を水一杯入れて、くちやくちや煮て、いゝものは皆水へ出してその水をジヤアとこぼして、野菜を摔つて、尙その上水でジヤアジヤア洗つていゝものは皆捨てゝしまつて、茶の出し殼、昆布の出し殼、鰹節の出し殼みたいなものにして、醬油をかけたり、更に鰹節かけたりして味をつけてゐる樣なあはれな狀態である。

この様に春夏秋冬其の時々に適應した食物があるのである。そこで促成物とか季節外れの珍しいものは食べることはよいことではない。

（八）性による適應食

女性は子供を生んで育てるといふ大きな仕事を持つてゐる。此の子供は、我々の次の世を引受ける大切な國の寶である。之を完全に育てるのには、女性は完全な適應食を食べなければならない。不適應食を食べ、不完全食を食べると、乳に毒が出來る。卽ち母體が中毒した爲めに、乳に毒が出て、子供を殺すことがあるのである。女、子供、老人、頭使ふ人に、完全適應食を供するために、男性は、特に若い男は時によつて猪を獲つたり鹿を獲つたり、或は鳥を獲つたり、魚を獲つたりして、動物食を取ることがある。之は不完全であり、不適應であるが、時によつて已むを得ぬので、他の完全食があるに拘らず、それを食はないで金かけてまで肉食するといふことは誤りである。これは惡い習慣を敎つたものであるが、食べてもよいといふ適應性を與へられてゐるのである。然し女性及び老人、子供には、肉類は絕對に不適應食であるから食べてはならない。

（九） 年齢による適應食

哺乳兒には親の乳が一番適應してゐて親の乳以外のものは何にも適應しない。乳母の乳でさへ完全に合はないことが多い。乳母を雇ふことは難かしいことで、日本人の子を育てるのにドイツ人やアメリカ人の乳母を雇ふては適しない。日本人であつても、産み月が同じでなくちやいかぬ。例へば五月に出來た子供に、お正月に子を産んだ乳母の乳を與へると、其のお乳は餘りに濃すぎる。乳といふものは、産み月から段々と濃くなつて行くもので、子供の胃腸が育つに從つて乳が濃くなつて行くのである。だから、生れたばかりの子供に濃い乳を飲ませてはいけない。又乳母は實母と生活程度は稍同じでなくちやいけない。年齢も同じ位ゐでなければいけない。

廿歳のお母さんの産んだ子供へ四十歳の乳母ぢや矢つ張りいけない。若い時産んだ子供と、老年になつて産んだ子供と、子供の性質まで皆な異つてゐるのである。次に小兒は八箇月位から前歯が生えて來る。それは乳だけではいけないといふことを、天が示してゐるので外に食物を求むべきであるといふことを教へてゐるのである。子供は生れてすぐは目が見えないが目が見えるになり齒が生える頃になつて、どうかかうか這つて步く、元氣のいゝ子は立つて步く位ゐになつた時に、初めて彼等は赤い色を見て喜ぶ。赤い色は子供の目に一番先に映る色であるから子供の着物は赤くしてやると喜ぶ。繪草紙は皆赤で玩具は皆赤であるといふ譯である。何の目的あつて赤の色を識別するかといふと、それは食物を識別する目的であつて、林檎だとか、蜜柑だとか、赤い柿だとか、苺だとかいふのを見つける本能が發達して來たのである。即ちその時は、果物を與へていゝといふ時である。赤い林檎や柿や蜜柑がおいてあると、それは眩いばかり燦爛として、子供の目を射るのである。その時子供は必ず這つて行くか、ヨチ〳〵步いて行つて、取つたらどうするかといふと、必ず口へ持つて行つて、前齒二枚で傷をつけて、舌でしやぶつて見る。美味かつたならば、それを皆な喰つてしまふ。その時は、自然がちやんと調節して吳れる。即ち嚙んで皆なばら〳〵前へ落して、汁だけしやぶる。奥の方に齒が生えて來ると、初めて嚙んで飮む樣になる。所謂、果汁を與へたといふ程度と同じことであ る。それが即ち一年とか八箇月とかいふ程度の子供の適應食である。さういふ狀態がやゝ續くと今度は貯藏食即ち米の樣な物も與へることになる。今日は米を重湯や薄いお粥にして與へるが、昔は玄米を親が嚙んで、まるで玄米乳の樣にして、子供に口うつしにして食べさした。水も親が吸つて子供に口うつしに飲ました。「嚙んで含める様に」といふ言葉があるが、親鳩が豆と水とを以て前胃で豆乳みたいなものを拵へて、それを吐き出して卵から生れたばかりの雛に飲ませる、丁度それと同じ様に、昔はお母さんが玄米を齒んで小兒に食はせたものである。

現在では結核が怖いから同じ箸でつゝいてもいけないといはれてゐるが、昔にはそんな病氣は無かつた。ところが食物が亂れて不完全になつたゝめに、結核にも罹る様になつて來たのである。

次に一歳から六七歳までの間は、玄米の外に野菜類だとか、豆類だとか、芋類とか、いふものが適應してゐる、この時は肉は決して適應しない。六つ七つ位ゐから、外へ出て蜻蛉を追つかけたり、蟬をとつたり、蛙をいぢめたりする位ゐになつたら、それは小動物を獲得する能力を得たのであつて、それから先は小動物、子供の獲り得る動物、泥鰌であるとか、蝦であるとか、淺蜊であるとかいふ小動物ならば大體食べさしていゝといふのである。それも強いて食べさせねばならぬといふのではない。但し、食べる時は、皮のまゝ、頭のまゝ、骨のまゝ、皆な食べさせるやうでなくてはならない。骨や皮を取つて肉だけ食べさすのはよくない。この狀態が十五六歳まで續く。十五六歳から、初めて男性、女性が分れて來る。それから先、男性は男性の食べ物で行き、女性は女性の食べ物で行かなければならない。男の人は場合によると、食物欠乏の時には肉を獲つて食べても宜しいが、それでも用心しながら時々食べる様にしなければならない。女の人は一生の間大きな動物は食べない方がよい。そして子供と同じ様に小さな、蝦だとか淺蜊だとかいふもの位ゐならば食べても宜しい。

さて、それが何時まで續くかといふと四十歳まで續くのである。四十歳から六十歳まで、二十年間を初老と唱へる。さうなつたら今度は男と雖も、大きな動物を食べることはやめねばならない。十五歳以前の子供の様に、蝦であるとか、淺蜊位ゐならばよろしい。卽ち、十五歳以前の子供に還るのである。

それから、六十から八十までを中老と名付ける。今度は五歳以前の子供に還つて、完全な穀菜食にする。小動物でも食べてはいけない。そして動物食と絶緣してしまつた方がいゝ。さうしないと腎臓炎を起したり、腦溢血を起すことになる。

八十から百までを大老と稱へる。今度は一切の物を嚙んでお汁だけしやぶつて食べるといふ程度になる。さうすると年取つた胃腸でも、よく働いてくれて、百まで完全に働く。仙人は露を飲み霞を喰ふといつたのはこの狀態のことをいつてゐるのである。つまり一歳以前の子供の狀態に還る、哺乳兒の狀態に還る。さうしたら、それこそ百歳まで無病で、健全に働くことが出來る。歩くことでも、登ることでも、降りることでも、なんでも出來る、さうなつて行くべきである。

この年齢と適應食の實際を、よく守るならば、老年になつても、決して血壓が高まるとか、手がふるへるとか、腰が痛いとか、曲るとかいふことなしに、ちやんと健康で百歳まで無病で生命を全うすることが出來るのである。

（十）業態による適應食

筋肉作業の人で、男で若かつたならば、肉類、魚の様な、不完全な食物を食べても宜しい。食べない方がなほいゝけれども、まあ許される。併し、肉體を使はないで唯だ頭で仕事して居る人は女性同様許されない。どこまでも完全食、適應食でなくてはならない。それが、腦髓作業か、肉體作業かといふ、業態による適應食の相違である。

（十一）疾病による應適食

疾病によつて適應食が變る。糖尿病の人は、砂糖や菓子を食べてはいけない。又白米、肉類其の他油氣の多い物は悪い。糖尿病の人の適應食としては玄米であるとか、麥であるとか豆、小豆の様な物を食べるのがよい。それから、皮のある生きた植物性の物、野菜や果物ならば、何でも食べてゝい。腎臓炎の人は、お鹽を澤山食べてはいけない。肉類、油類の様な酸性を食べてはいけない。神經衰弱の人、神經痛の人など、皆それ〴〵病によつて食べ物が違つて來るが、大體に於て、完全適應食で、生きた皮のある食物であつたならば、先づどの病人でも食べて宜しい。唯々分量の多い少いとか、お粥にするとか、堅く炊くとかいふ程度は考へねばならない。

（十二）體質と適應食

體質の强い人で、男であれば、動物を獲つて食べたりする。體質の弱い人や、頭を使ふ人等は女の人と同じに、完全適應食から離れない様にしなければならない。體質の强い人が肉など食べて丈夫だから、自分も肉たべたら强くなるだらうと思つて肉食をするとその結果はよくない。强いから肉類を食べ得たので、食べたから强くなつたのではない。

要するに、體に病を持つてゐて、鍬取ることも出來ない、猪獲ることも出來ない樣な人は、先づ肉食しないのがよいのである。鮪も鯨も獲ることの出來ない人は、大きな魚を食べてはいけない。あとは、習慣とか嗜好があつて、慣れたら適する、好きな物は適するといふがこれは間違である。悪い方に慣れてしまつて、慣れたらいゝんだと思つてゐるけれども、それは何時か必ず、それが適さぬことが出て來る。若い時はいゝが、少し年取ると、合はなくなつて來る、習慣は正しきに還れ、嗜好も正しき嗜好に改めなければならない、外交官は、若い時から外國に行つて、領事になつたり、公使になつたり、大使になつたりして、外國の食物で慣れてゐる。所がそれは若い間の時だけで、五十、六十になると、大抵失敗する。皆ないけなくなつて本國に歸り本國の適應食によつて、漸く健康に復るのである。

（十三）　獲得能力と適應食

獲得能力の無い人は、其の食物を食べることは許されない。動物獲りに行くことの出來ない人は、動物の肉食ふことは許されない。

生れたての子供は母の乳を得る能力を持つてゐる。そして次第に果物を獲得する能力が出來、小動物を獲る能力が出來るから、それに順應してその獲得範圍のものが適應食である譯である。卽ち適應と獲得能力とはピッタリ一致するのである。この獲得範圍を擴げればその土地でとれる食物は、その土地の人に適應してゐるといふことになるのである。

（十四）食物の適量

人間には夫々これ以上食べたら病氣になるといふ最大の食量があつて、これを十とすれば大體三位ゐのところがその人の最少限の食量である。十と三との中間位ゐ、卽ち七―八分の所が適量で、昔から腹八分に醫者要らず、病氣なしといつてゐるが、七、八分の處を食べてをるのがよろしいのである。普通の人は最大限近くまで食べて病氣をしてゐるが、私などは最少限に近く、これ以上少なく食べたら瘦せるだらうといふ程度を食べてをるので絕對に胃腸を惡くすることがない。そこで三度食べてをる人は二度にするといゝ。三食から二食にすると確かに病氣をしなくなる。その時に晝食を除くのがよい。晝食を食べるのは本當ではない。

我國では元祿、享保以前は朝夕二食の玄米菜食であつた。夕食は三時か四時頃で朝夕は七時か八時頃に食べてゐた。朝は暗い中に食物を取りに行つて神樣に上げてお祭をしてから朝食前の仕事をしたのである。そこで朝集る處を朝庭といつて、朝五時に朝庭に出て、お祭をしてそこでその日の政《まつりごと》を議して歸つてから食事をするので、七時か八時頃朝食が終る。それから又登城して夕方の三時か四時に歸つて夕食をとつてゐた。そして夜食は食べてゐなかつたのである。西洋ではどうかといふと朝食はパンとコーヒ位の輕い食事にしておいて、晝食は普通で夕食には馳走をするといふ風に夜食が主になつてゐる。支那でも矢張り、長夜の宴を張るといつて、夜食が主である。穀菜食の國は何故朝食を攝るかといふと、野菜でも果物でも夕方から水を吸つて午前三時頃が一番張切つてゐて、午後四時頃になると皆しなびて來るから一番生々とした早朝に採つて來て食べるのが一番美味しいので、菜食國は朝早く起きて朝食を大切にするのである。又夕方早く晩食をたべて夜食をしないから朝食が美味しいのである。ところが肉食國では夕方になつて獲物を持つて歸つて料理をはじめる。そして長くおけないから一度に澤山食べて朝寢坊をするから朝食を食べないで晝食を攝り、又夜晩く夕食するといふ風に順が狂つてゐるのである。西洋の書物の飜譯で朝食を食ふのは不健康だとか、罪惡だとか唱へてゐる人があるのは間違である。

（十五）食物の姿

食物の姿といふのは形、色、香、味であつて、その形式香味を壊さないでそのまゝの狀態にして食べることが大切である。現在やつてゐる様な菠薐草の茹で方、筍の茹で方などは皆間違つてゐるのである。料理の先生は「この料理の材料がわかりますか」と問ふ。「さあ何で出來てゐるのか一寸わかりません」といふと喜ぶ。原料のわからない様な料理を拵へて喜んでゐるのは間違つたことである。自然の姿をちやんと備へてゐる料理が本當の料理である。

（十六）肉食者は短命

一體肉食は寒帶のやむを得ないところで出來たものであつて、我々溫帶に住んでゐる者は絕對菜食で差支ないのである。差支ないどころではない、人類は元來菜食の上に發達したものであるから始終菜食出來るならば何時までも菜食を續けて行きたいのである。西洋でも志ある人々は皆肉食を禁じてゐるのである。例へば新約全書のダニエル書の第一章といふ所に次の様に書いてある。それは「ユダの王、エホヤキムの治世第三年に、王、寺人の頭アシペナズに命じて、イスラエルの子孫の中より、王の血統のもと、貴族たるもの幾人かを召し寄せしむ、即ち身に疵なく、かたちうるはしくして、一切の智慧の道に穎く、智識ありて思慮深く、王の宮に侍るに足る、力ある若き者を召し寄せしめ、之にカルデアの文學と言語とを學ばせんとす」其の時に、ユダヤの人のダニエルと、外三名の子供も、其の中に入つてをつたが、其の時、王のいふのには「之等の少年には、王の食物と、王の飲物とを與へて育てよ」と、アシペナズに命じた。そこで寺人の頭がそれを嚴守しようとした時に、ダニエル外三名の子供は「私には王の飲物、王の食物は止めてくれ、どうか我に水と青物とを與へよ」といつた。アシペナズは「恐らくは王の怒りにふれん、私は首になつてしまふだらう」と斷つた。ところがダニエルは十日問を約束して、試して見てくれと頼んだ。十日の後ダニエル等の成績は優秀で、體も少しも衰へなかつた。それで寺人の頭も、仕方がない、彼等のいふことを許して、其の四人の者には水と青物とを與へて榮養とした。外の子供等は皆王の食物、王の飲物を食べて勉強した。そこで年至つて、或約束の年限が來て、王の前に彼等が皆引出されて試驗をされた。其の時は採用試驗であつたが、青物と水とで養はれたダニエル外三名の青年は、智慧の發達してゐることは恐ろしい程で、全國の博士も、全國の法術者も、――法術者といふのは、占をしたり、豫言したりする人――かなはない。彼等に優ること十倍なり、といふ試驗成績を得た。さうして彼等は、王の侍者として、側に侍る役を仰せつかつた。

この様に、バイブルの中にも肉食を禁じてゐる。又ピタゴラスだとかソクラテスだとか、昔の人は皆肉食を禁じ、肉食と酒を飲むことだけはやめろ、パンは黒パンにせよ。といつて戒めてゐる。外國でも日本同様長生してゐる人は皆菜食を主としてゐる。

フーヘランドといふ人は、百五六十年前の、ドイツの學者であるが、王の侍醫であつて、開業醫者で、大學の教授であつた。この大醫といはれたフーヘランドは、マクロビオテイックといふ長壽論を書いて、世界各國語で飜譯されてゐるが、其の結論はどうかといふと、最大長壽に達したいと欲すれば、少年時代より主として野菜を食し、未だ曾つて肉の味を知らざる程度でなければ駄目だ、と絶對に肉食を戒しめて、菜食を唱導してゐるのである。

ホイトとか、リービッヒなどが肉食を唱へたので、遂に全世界が肉食に傾いたのであるが最近は全世界が菜食に傾きつゝあるので、まるで波型の様である。即ちヒットラーでもムッソリーニでも、皆菜食である。志ある人は皆菜食でやつてゐる。アメリカでは肉食が多過ぎていけない。アメリカ人は體重が重すぎる、アメリカ人は砂糖を使ひ過ぎていけないといつて、悲鳴をあげてゐる。段々體が惡くなつて行くばかりでなく、頭が惡くなつて、アメリカでは現在結核患者の八倍の腦病患者がゐるので大變困つてゐる。そこで歐米の醫學は根本的に再建しなければならなくなつてゐるのである。再建といつても一度元に歸らなければならないのである。ドイツでは自然に還る訓練を青少年に施してゐるので、歐洲諸國でドイツに敵する者も無い位ゐに強くなつてゐる。

日本は長い間武士の教育を受けてゐたから、惰力で今日まで來てゐるけれど今日ハッキリと方針をきめなければ、その惰力は長く續かないだらう。今壯丁の體位の次第に低下して、人は病氣で死ぬ、病院といふ病院は滿員の盛況である、これは實に情ないことである。どうか無病で完全に育つ樣になつて本當の天業翼賛をしてもらはねばならない。

第六章　玄米食の根據

（一）米の精白による各成分の損失

玄米の成分は次の圖表の通り、二分搗、四分搗、六分搗、八分搗、十分搗、即ち白米にすると段々價値を失ひ、更に磨いて洗ふと一層減つて來る。先づ、固形分の目方を見ると、玄米は百であつたものが、白米になると九十になる。即ち一割減である。一割といつても日本國民は一年に一億石の米を食べてゐるから、それの一割即ち一千萬石搗減してゐることになる。其の一千萬石の爲に、政府が農家に向つて增收をしてくれ、補助金をやるからと云ふ。然しその必要はない。搗く事さへやめれば浮いてくる。今日我日本國は米が足りないのではない。只無駄をしてゐるからである。最近外米を食べるやうになつてから、家族全體で以前よりは澤山食べる様になつて、今まで一升二合か三合炊けばよかつたのが、二升も炊かなければならぬ。それでも家族は滿足しないといふ狀態である。

米の精白度による各養分の損失

精白度＼各成分	全固形分	澱粉	粗蛋白	純蛋白	脂肪	灰分	有効繊維	燐酸
玄米	一〇〇〇	八七・〇	七・九	六・四	二・三	一・六	一・二	〇・八四
二分搗	九七・六	八五・二	七・八	六・三	一・九	一・五	一・〇	〇・六七
四分搗	九四・四	八四・〇	七・三	六・二	一・三	一・三	〇・七	〇・五五
六分搗	九三・二	八四・〇	六・八	五・九	一・〇	一・一	〇・六	〇・四四
八分搗	九一、四	八三・四	六・三	五・七	〇・六	〇・九	〇・四	〇・三八
白米	九〇・〇	八二・五	六・一	五・四	〇・五	〇・六	〇・三	〇・三四
淘洗白米	八六六	八〇八	五・二	四五	〇・三	〇・一六	〇・〇八	〇・〇九
玄米ニ對スル淘洗白米ノ損失	一三・四%	七・二%	三五・四%	二九・七%	八七・〇%	九〇・〇%	九三・三%	八九・三%

卽ち榮養價が少い爲に、細胞の要求から澤山食べる樣になるのである。統計をとつてみると、平均して白米なら三椀食べる者が、玄米なら二椀ですむといふことになつてゐる。言ひかへれば白米を玄米にすれば、三分の一だけの節米になる。卽ち國民全部が玄米食にすると一億萬石の三分の一、卽ち三千三百萬石の米が餘ることになる。

かうなつて來ると、日本は米の不足する樣なことのない國となり、人口が何萬多くならうと、一向物の不足する事のない國となる。本來日本は精戈《くはしほこ》千足《ちたる》の國といつて、物も足り、人足り、兵强く、一切の禍ひから免れた神ながらの國である。唯だ間違つたことをしてゐるから物が足りぬ、病人が多いことになるのである。

さて玄米に含まれてゐる有機物に就いてみると、玄米の八七%は澱粉であつて、それが白米にすると段々右の圖表の如く減つて、八〇%になるから、其の損失は七%である。蛋白は七・九%から五・一%に減つて行く。卽ち三割五分減少するのである。そこで何か食べて補給せねばならなくなる。大根や芋では蛋白が足りないから、肉、魚、卵、牛乳をとらなければならなくなる。そして肉類が滋養物であると考へる樣になつたのである。玄米を食べさへすれば細胞が特別な蛋白を欲しなくなる。

玄米食と家庭節米

（一）白米食時には一家八人で年白米十八俵を食したのに比べて

（二）玄米食時には同一家族九人で年玄米十二俵で濟んだので、白米時の三分の一を節米したことになる。

（三）それで玄米食時には大人男一人白米食時より増してをり猶子供五人は一ッづつ年取つて居るのです。

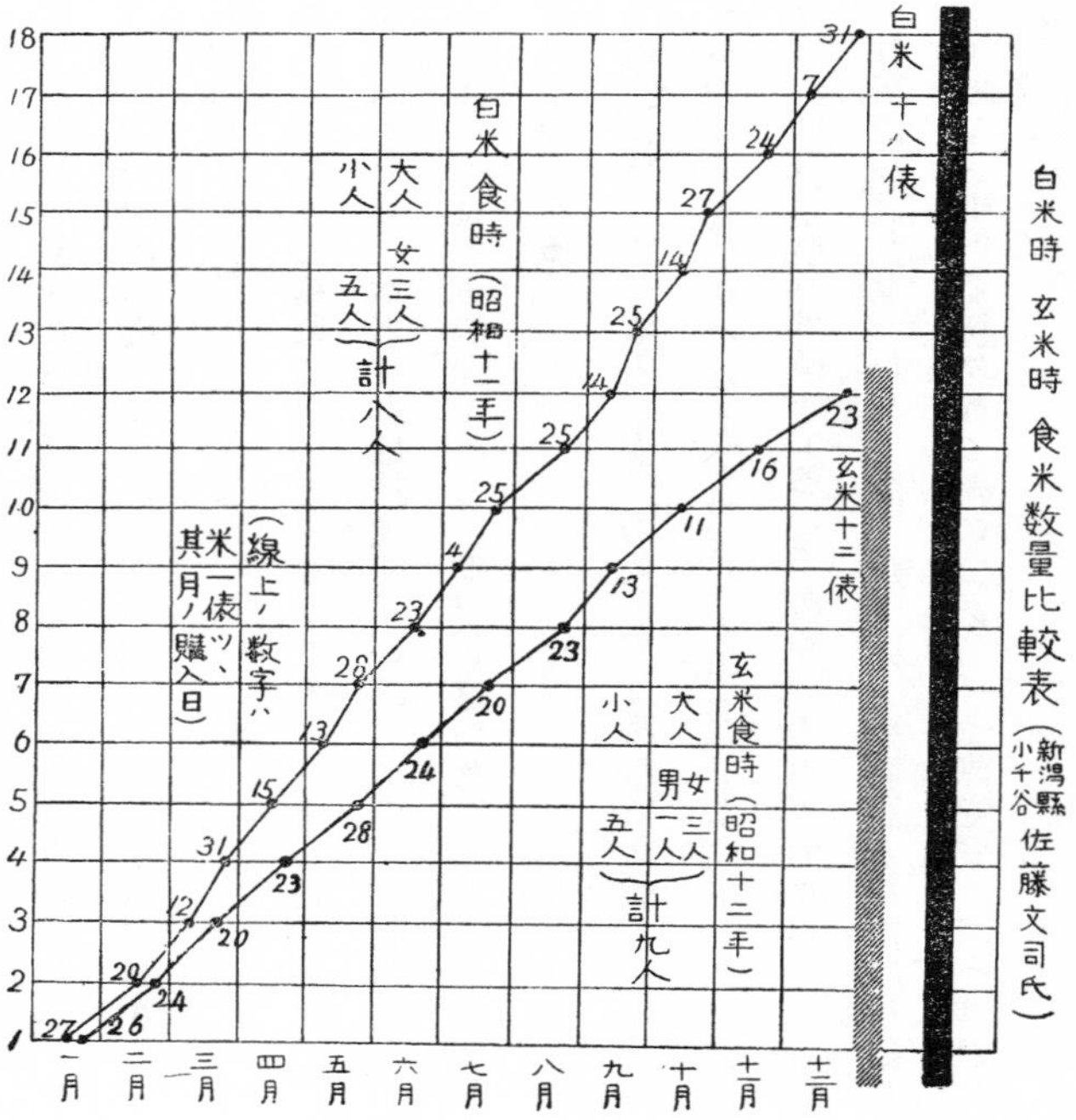

之が即ち變態で、人間は何を食べたいと思ふものぢやなく、矢張聖人が「一簞の食、一瓢の飲さへあれば、それでどんな裏長屋に住んでをつても、樂しみなものだ。」といつてゐるのとちつとも違はぬ。何を食ひ、何を飲まんと思ひ煩ふ事勿れ。空飛ぶ鳥を見よ、野にある百合の花を見よ、況や、尊い神の國の人間を、食ふ物に窮さして置く譯がないではないか。只、白米を食べてゐるからこそ、遂には何を食はんと思ひ煩はねばならぬ。之に代る物は恐ろしく高價である。玄米だと何にもそんな物を選ぶ必要はない。之だけで滿足すれば、精戈千足國になる。腕も强くなり、體も强くなる。足りない物は一つも無いから餘分のものは何を欲しいと思はなくなるのである。

（二）　動物蛋白質の中毒

近來日本人は動物蛋白質の爲に病氣をする事が多くなつた。之を名付けて自家中毒といふ。白米に加へる所の蛋白質は之は動物蛋白質であるからよくない。玄米は植物蛋白質であるから日本人にぴつたりと合ふ。日本人が動物蛋白質を食べると、しば〳〵中毒して、風邪ひいたりして、炎とか、カタルとかいふ病氣を起す。炎の字のついたものを數へて見ると、病の八割位が炎である。さういふものが皆玄米食すれば起らない。日本人は獅子や虎と違つて、肉を食ひ、動物を食ふ人間ではないのだから、肉を食べさせられると、兎角消化しきれないで、其の物は毒になるのである。つまり腸の中で腐るのである。腐つた物食べた覺えがないが、腸の中で腐り、害を起すことになる。肉を食べる爲に、一日平均八錢高く食べてをるといふのが、昭和八年の計算であつて、今日ならば、八錢が十錢にも二十錢にもなつてゐる。さういふ無駄が假りに一日十錢としても年三十六圓五十錢、之を一億人に計算すると、三十五億六千萬圓になる。それだけ無駄な物を食べて、それが爲に自家中毒を起して、病氣をするといふ事になる。自ら病氣を招いて、國家を貧乏にする結果になる。尙蛋白質の中には純蛋白と粗蛋白とがあつて、普通に蛋白質と云へば粗蛋白のことである。純蛋白の損失も二九%になつてゐる。

次に脂は白米にすると、圖表の如く非常に減つてくる。そこで油を外から補給しなければならなくなつて、バターにしようか、天婦羅にしようか、鰻にしようとか、肉にしようかといふことになる。そしてこの補給脂は動物脂でも、植物脂でも、皆水に融けない。水と混らない油である。之を變質油とか、變質脂肪とかいふ。之はもう一遍人間の體の中に入つて上手に消化しなければ人間の役に立ち難いものである。ところが玄米の中に含まれてゐる油は水に融ける脂で、之は純なる不變質油である。不變質油と變質油とは大變な差である。バター、サラダ油、胡麻油、豆油、種油、皆生理的から云へば變質油である。玄米の中に入つてゐる脂は水に融けるが、取出したら水に融けない脂に變質する。玄米の中には二・三％油が含まれてゐる。卽ち玄米の目方の四十分の一は油である。そこで玄米を食べてをると、もう天婦羅も欲しくはなく、鰻もさう欲しいと思はぬ、牛肉の脂多いところなど欲しくなくなる。玄米の中には蛋白質も、脂も十分あつて何も足りないものはないのである。

（三）無機分は自然の鹽

次に灰分は所謂無機分で三十種類位あつて、いはゞ自然の鹽である。その量は玄米の一・六％に相當してゐて、これがあれば別に食鹽、醬油、ソース、味噌等を必要としない。然もこの鹽は普通の鹽辛い鹽と違つて、鹹味のない鹽である。鹽ありと知らない鹽、完全な鹽である。その中には沃度でも、鐵でも、燐でも、カルシウム、カリウム、マグネシウムは勿論、硅素でも、チタニウム、ワナジウムなど迄人間の血液になくてはならぬ大切なものは、全部この中に入つてゐるのである。それを玄米から白米にすると、九〇％が失はれ行くのである。元來食鹽と云ふものは、決して完全なものぢやなくして、クロールとナトリウムしか、中に含んでゐない。クロールとナトリウムでは骨も齒も血も出來ない。腎臟炎を起した時に、鹽食べてはいけない、咳を澤山する時に、鹽辛い物も餘計食べてはいかぬ、聲がしはがれた時に、矢張り鹽辛い物を食べてはいかぬと言はれる。さういふ風に鹽は決していゝものではない。却つて有害の場合がある。平生鹽を食べなかつたら、さういふ病氣にかゝらぬで濟む筈である。それを考へないでをるから腎臟炎を起して、年とると萎縮腎になる。又はカルシウム缺乏を起したり、或は沃度缺乏を起したりして血壓が高くなる。肋膜に水が溜るとか、咳をするとか、熱が出ると

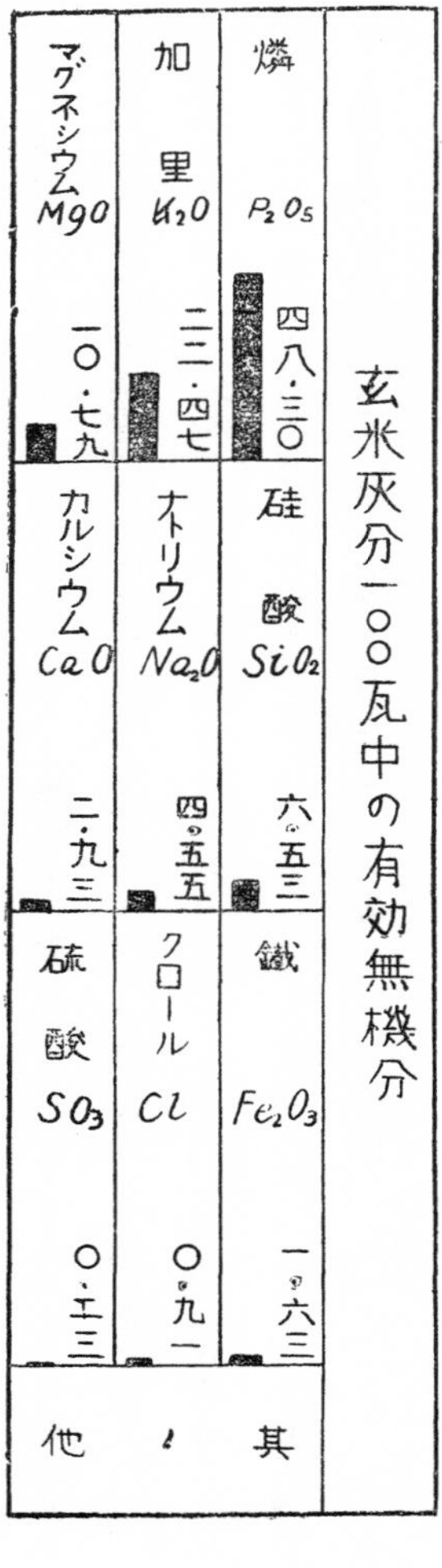

玄米灰分一〇〇瓦中の有効無機分
燐 P_2O_5 四八・三〇
硅酸 SiO_2 六・五三
鐵 Fe_2O_3 一・六三
加里 K_2O 二二・四七
ナトリウム Na_2O 四・五五
クロール Cl 〇・九一
マグネシウム MgO 一〇・七九
カルシウム CaO 二・九三
硫酸 SO_3 〇・二三
其ノ他

か、いろ〳〵の故障が出て來る。そこでお醫者さんへ行つて、注射をして貰つたり、お藥貰つたりする。そしてよくなつたかと思ふとすぐ又無機分の不足を來す。結局一生醫者にかゝつて絶えず藥を服んでゐなければならないことになる。ところが玄米にすると、毎日の食物からちやんと必要なものを得られるから、一生お醫者さんにかゝらぬともよい。どれ位ゐ、この方がいゝかわからない。それを自ら白米を食うて却つて苦しんでゐるのである。

（四）燐の有機化合物

燐も玄米には（燐酸として計算）〇・八四％即ち約一割入つてゐる。それを白米にすると遂に〇・〇九％になり九八％の損失になる。燐も人間が生きて行くためにはなくてはならない大切なものであるから、白米の場合にはこの不足を何かで補はなければならない。ところが分析した燐酸は有害であるためお醫者さんから藥として貰つて來る譯には行かない。そこで色々の病氣が起るのである。玄米にはそれが有機燐として無害無毒、全効の形で入つて居る。

（五）有効纖維

有效纖維の中には大抵のものが入つてゐる。澱粉だけは、皮の方でなく實の方にあるから入つてゐないが、その外の脂肪でも蛋白でもヴイタミンでも、アルカリでも類脂體でも全部皮の方に入つてをる。纖維の海綿の様な網の目の中にこれ等大切な養分が入つて居るから、纖維を要らないものだと思つて除いてしまつては、いろ〳〵の養分を食べずに捨てることになる。

（六）完全食の標準

完全と云ふ事は唯だ分量だけ考へてはいけない。性質を考へなくてはならない。完全な物は生きた食物、或は非常に生きのいゝもの、鍋に入れるまで生きてゐたといふもの、質が少しも變つてゐない不變質の物でなくてはいけない。白米、胚芽米、七分搗は皆な空氣に晒され、光線に晒されて濕りを含み、黴菌が着いて變質腐敗してゐるから、米は搗いた日から死んでをり、死んだ日から變質してゆくから、これは人間の食ふべき物でない。之を食ふから人間の命がつまるのである。

結局人間は百歳まで無病息災で、健全に生くべきものである。それが四十歳平均位で死んで行く。嚴格に統計とると、もつと平均年齡は下つてゐる。牛馬は六十歳まで生きるものであるが、人間が誤つて死んだ食物で養ふために、二十五六歳で死ぬのである。そこで生きた物といへば、主食では玄米、或は豆、丸麥其他雜穀等である。それから胡麻、馬鈴薯、さつまいも、とろゝいもなど皆生きてゐる。地に植ゑれば芽が出る生き〳〵してゐる物、葱の樣な物でも、大根、人參、茄子、胡瓜の樣な物でも、皆生きてゐる。果物も生きてゐる方がいゝ。罐詰はいけない。あんまり干して永く時の經つた物はいかぬ。鹽漬にして永く經つた物もいけなければ、砂糖漬にして時間の經つた物もいけない。全部死物食に類するので本當の滋養からは緣が遠くなつてゐる。

生き〳〵した物は、本當に生きる力を人間に與へる。「どうも此の理窟がよくわからぬ」といふ人があるけれども、それはこれまでの榮養は只目方で蛋白一一八瓦、脂肪五六瓦、含水炭素五〇〇瓦といふ風に量の方ばかり考へてゐたゝめであつて、含水炭素といつてメリケン粉を量つて來、油といつて壜詰の油を量つて來、蛋白といつて罐詰の肉を持つて來たんでは、なんぼ美味しく拵へてあつても、それでは人間は生きては行けない。どうしても生きた物が入らぬと生きて行けない。生きた物ばかりなら尙よろしい。生きた物ばかり食べてをるのは仙人、生きてゐる物を混ぜて食べてゐるのは今日の日本人、西洋人は一番おしまひに林檎、じやがいも、アスパラガス、サラダなんか食ふ。所がアスパラガスは罐詰になつて來、落花生なども罐詰の物を持つて來るからよくない。支那料理ではどうかといふと、皆死んだ物ばかり食はせて、西瓜の種や南瓜の種、あれだけが本當は生きた物であつたが、それさへ今は罐詰を持つて來る。あゝいふのは南瓜や西瓜の種を干して置いて、お客の膳に出す前に、少し鹽を振りかけて焙つて持つて來れば、いゝ物が出來る。それならば新しい。昔、日本人は玄米食べて胡瓜、茄子、大根、人參皆生きた物ばかり食べて大變恵まれてゐたのである。

完全食の質的標準

	完全	不完全
	生キタルモノ 新鮮ナルモノ 不変質ノモノ	死シタルモノ 陳旧ナルモノ 変質又ハ腐敗ノモノ（毒性）
例	玄米	白米　胚芽米　七分搗米

昔、秦の始皇帝は長生したいと思ひ、日本人は長生きしてゐるからといふので、日本に長生の薬は無いかと探さしたと云ふことである。何の事はない、長生の薬といふのは日本人が食べてゐる日常の食物が、全部長生の薬であつた。薬といつたつて支那には朝鮮人参があるけれども、日本にはそんな物は要らない。病人が少いから醫學が進まなかつたので、薬が無いのは當り前、秦の使者は薬が無いといつて歸れば大變だから、遂に日本に歸化してしまつたと云ふことである。

（七）量外有效成分

前述の通りヴイタミンの種類は非常に多い。分りきつたA・B・C・D・Eに就いてみれば玄米には完全に入つてゐるが、白米には零《ぜろ》である。Aは結核を防ぎ、黴菌を防ぐ。又夜の目の働きを助ける。Aが缺乏すると夜、物が見えなくなつて、所謂鳥目になる。之が鱈の肝油の中に入つてゐるといふので小學校の生徒に肝油を飲ませる。併し玄米食べてをれば玄米に澤山入つてゐるから、肝油など飲む必要はない。結核にも罹らない。夜盲症にもならない。

次のBといふのは寄生蟲を豫防するヴイタミンである。又晝の目の働きを強める。又、神經の働きを強くする。従つて脚氣の様な痺れる病氣とか、心臓痲痺を防ぐ。さういふヴイタミンであるから非常に大切なものである。それが胚芽の中に入つてゐるので、胚芽米七分搗でいゝといふのであるが、胚芽米にして置くと、胚芽がぼろ〳〵と皆落ちてしまふ。七分搗でもその通りで、初めは玄米の三分の一のヴイタミンを含んでゐるが、それを水で洗ふと皆水に溶けて流れ、白米と殆ど同じになる。殘る物は何か？　唯僅かの纖維だけである。折角纖維が殘つても、其の中の成分が流れてしまふのである。

量外有効成分	玄米には	白米には
ヴィタミンAB(C·D·E)	完全	○○
アルカリー関係	合格	不合格
活動性類脂体(生命素)	完全	○○
有害作用(毒素)	皆無	存在

ヴィタミンCは血液の働きを司る。子供が鼻血を出したり、大人が痔から出血したり、いろいろの血の出る病氣、之はCが缺乏すると起る。從つて顔色が悪くなる、肩が凝る、足腰が冷えたりする、さういふ貧血狀態、冷える病は皆之から出て來る。之れも多くはないが玄米にはある、之れは野菜果物に多い。

Dは之に依つて組織が完全に發達する。歯も完全に發達し、骨も完全に――完全な發達といふことは、必ずしも大きいといふことばかりではない。いくら大きくても粗糙では駄目である。歯の質も完全、骨の質も完全であれば組織が皆完全になる。子供などで脱腸するといふ事はない。學生などの近眼もなくなるのである。近眼といふのは弛み伸びるのが原因である。眼の內部の壓力で外皮が弛み伸びてしまふと近眼になる。それからさう伸びる性質の人は、何でも伸び易く、胃が下つてみたり、擴がつてみたり、伸び易くなる。胃下垂、胃擴張など皆それである。又、腎臟がブラ〳〵と下つて遊走腎になつたり、子宮を吊つてゐる靱帶が伸びて、子宮の位置が變つたり、折れたり曲つたりするのである。

ヴィタミンEは健康な子供を適當な數だけ產むといふ働きがある。從つてお乳も充分、お產も樂に行く。親と子といふものは丁度鑄型の樣になつてをるから、頭の恰好、骨盤の恰好等ち

野菜果實のヴイタミン

(一) 野菜果物中にはビヴイタミン多し。

(二) オリーブ油、其他搾取油中にはヴイタミンA又はBなし

(三) チサ、バナナ等にはヴイタミン多く且つよく揃つて居る。

ビタミン	A	B	B2	C	D	E
大根		---	++	++		
大根菜	++	++	+	+		
カブ		+	+	++		
人參	+	++	+	+		
牛蒡	+	+		+		
ホウレン草	++	+	++	+++	+	
キヤベツ(白)		++	++	+++		
仝上(緑)	++	++	++	+++		
玉葱	+	+	+	++		
葱	+	+		++		
チサ	++	++	++	+++		+++

ビタミン	A	B1	B2	C	D	E
トマト	++	++	+	+++		
メロン	++	++		++		
柿	+	+		+		
桃	+	+		++		
林檎	+	+	+	++		
レモン	+	+		+++		
バナナ	+	+	+	++	+	+
オリーブ油	---				+	+
綿實油	---				+	+
玉蜀黍油	+	---			+	+

穀類、芋類のヴイタミン

（一）ヴイタミンは各種共玄米中に存在す。玄米にはCなしとの説あれども白米の次に記せる禾穀モヤシ中にC＋＋の多量を含む故に玄米中にはCの前身として存在す。之れが體内にてCの用をなす。

（二）同じく玄米にはDなしとの説あれども次に記せる胚芽にはD存在す、玄米中には各粒に胚芽あり故に玄米にD存在す。故に玄米は完全食なり。

（三）白米、小麥粉、白パンには全くヴイタミンなし、全廢すべきなり。

	A	B_1	B_2	C	D	E
玄米	+	++	++	(+)	(+)	++
(米)胚芽	++	+++	+		+	+++
(米)糠	+	+++	+++			++
七分搗米	+ ---	+	+			+
半搗米	+	+	++			+
胚芽米	+	++	+			+
白米	---		---	---	---	---
(禾穀)モヤシ	+			++		
小麦(全)	+	+	+			++
小麦胚	++	+++	++			+++
小麦粉	---		---	---		

ビタミン	A	B_1	B_2	C	D	E
小麦麩	+	+	++			
白パン	---		---	---		
全粒パン	+	+				
玉蜀黍	+	++				++
大豆	++	+	+			+
小豆		++	+			
甘藷	+	+	+			
馬鈴薯	+	++	+	+		
仝上(煮)	+	+	+	+		
落花生	+	++				

やんと一致して來て樂に産れる。さうしてよく育つ。さういふのがEの働き、生殖作用が完全に行はれる。それが玄米の中に皆な入つてゐる。圖表中の括弧は、野菜の方にC・D・Eが多く、玄米にはA・Bが多い。卽ち玄米を食べてお野菜を攝るのがよろしいといふことになる。

（八）アルカリ問題

人間の體はアルカリ性であつて初めて働くので、酸性になるとどうも働きが弱る。アルカリ性である爲には食物が消化され、吸收されて行つて、それが酸化を受けて、炭酸ガスが肺から出て行つて、あとにアルカリが殘ればよろしいのである。野菜類を食べるとアルカリが殘る。牛でも馬でもあの通り働いて殆ど疲れを知らずに殪れるまで働くといふのは、アルカリが豐富な動物であるからである。ところが獅子や虎の様に肉食をする動物は疲れ易い。サーカスでも二三度輪の様な物をポンポンと飛ぶともうハアハア疲れる。兎一匹獲つてもハアハア息吐いて休む。腹ん這になつて休むより他、途はないほど疲れ易い動物である。肉類は酸性食であつて、消化され吸收されて酸化を受けたあとに酸が殘るのである。

之は內務省の衞生試驗所でやつた成績であるが、物を燒いて灰が殘る、其の灰を水に融かして置いて、酸性かアルカリ性かを見て、アルカリ性ならば酸で戾して見る。戾すのにどれ位ゐの酸を使つたか、又、之は酸性であると云ふと、アルカリの液を加へて中性になるまで戾して見る。戾すのにアルカリの液をどれ位使つたかといふので表が出來てゐる。さういふ事をして見ると、人が間違へていかぬ。例へば、わかめは一番アルカリ性で、そのアルカリ度は五二七・五である。昆布は三三七・五で、人參は六・四、松茸は六・四、じやがいもは五・三になつてゐるが、これはよく間違へるのである。何故昆布やわかめはアルカリが多いかといふと、あれは乾してあるから同じ一〇〇瓦取れば、じやがいもの樣に濡れてゐて目方の重い物に比べて燒いた時に殘る灰が多くなるのである。

アルカリが高いとか、低いとか、細かく分析をすると間違が起るから一々分析などしない方がよい。大體海に生える海藻類で魚が食うて生きて行くもの、陸《おか》に生える野菜や草で動物が喰ふて生きて行けるものは皆アルカリだと思へばよい。酸のものでは生きて行く事が出來ぬ。肉食動物にはそれは又、別の生理作用が働いてゐるのである。

酸になるものは何かといふと、分析してかういふ風に書いて來ると、玄米などはウンと酸が

アルカリは植物食に多し

（一）食物に無機分多しと雖ども、アルカリの攝取少なければ其の無機分は唯酸中和の役にのみ用ひられて彼等獨特の組織完成の役に立たず。

（二）之に關して植物食にはアルカリ多く、併もアルカリは多く皮の部分にあり、皮なき白米砂糖等は此の點より見ても不合格なり。

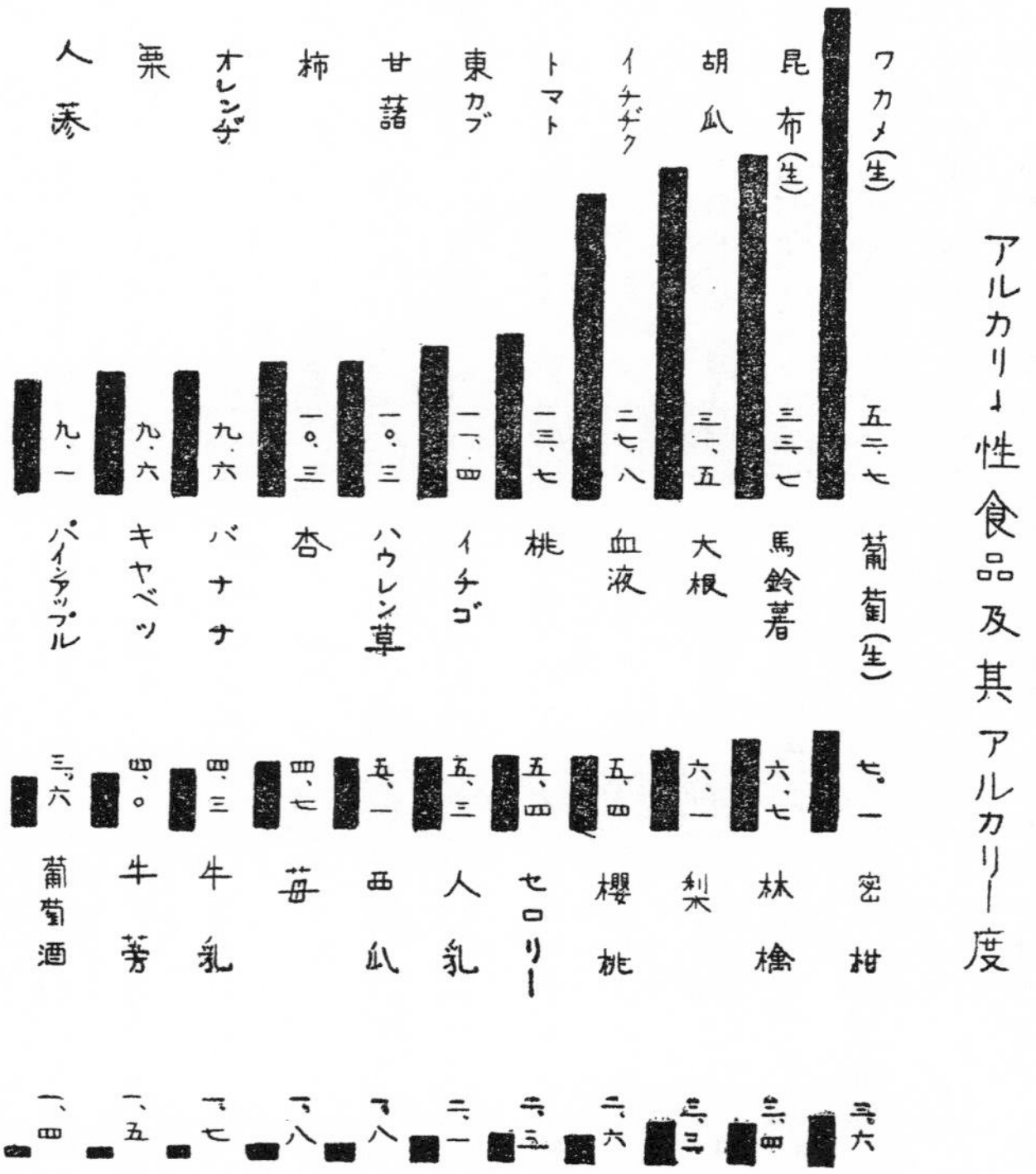

多く、小豆も、胡麻も皆酸になる。所がそれが間違ひで、それだから、私は之には酸になる方の表は載せてない。玄米なんといふものは、酸になるのでなくしてアルカリになる。それを何故酸になる方へ入れたかといふと、玄米中の燐酸を酸に考へるからで、それが〇・八四だから大變に酸が多いことになる。其の燐酸といふものは生きた植物體内にあつては、酸にならぬもの、人間が食べても酸にならぬもの、皆燐の有機化合物で緩和體になる。酸が强ければ緩和しよう、アルカリが强ければ緩和しようとするし、すべて緩和體になる。之を分析すると燐酸になる。それを知らずに酸の中に入れるから酸性になつてしまふので、飛んだ間違が起るのである。

ところが肉類や魚類は全部酸になる。何故かと云ふと動物一匹のまゝなら酸にならない。それを骨をとり、歯を除き皮をはぎ、内臓を除いて、肉ばかり食つてゐると、それが體内で消化吸收されて、酸素の働を受けると酸が殘る。卵ならば白味の方はアルカリになるが、黄味の方は酸になる。合せてみるとアルカリが少し勝つ樣になる。牛乳などは僅かアルカリがある。之はお母さんの乳よりは酸に近い。どういふ譯で牛乳は酸に近いかといふと、牛は生れてすぐ牛乳も飲むが、草も食ふ。草にはアルカリがうんと入つてゐるから、牛の乳にはそんなにアルカリを入れて置かぬでもいゝといふ天の示しから、牛乳にはアルカリが僅かしか入つて居ない。お母さんの乳を飲むは、お母さんの乳だけ飲んで、草を食はないから、母乳にアルカリを可成どつさり入れてある。それで歯も骨も出來るので、子供を牛乳で育てゝはいけないといふのはそこである。牛乳で育てるならば、果物の汁を飲ますとか玄米の汁でも飲まさなければならない。

要するに、動物性の食物は酸、或は酸に近い。植物性の食物は皆アルカリである。其の植物性の食物を酸の方に入れてをるのは、分析して――焼いて灰にして、燐酸などを酸に入れたといふ事から來た誤りである。そこで、アルカリ性の食物として玄米は合格、白米は不合格。玄米は何故アルカリであるか、こゝで玄米を焼いて灰を拵へ、其の灰を一〇〇瓦とつて分析すると、燐酸が四八%即ち半分は燐酸で、之を酸に入れられたら直ちに玄米は酸性なりといふ事になる。其の次にカリといふものは、二三・四七で既にアルカリである。次にマグネシウム一〇・七九、之がアルカリ、それから硅酸、之は酸になるべきもので、六・五三、酸は之だけで、酸は斷然少くて、アルカリが斷然勝つ。で、この燐酸といふものは前述の様に緩和體、丁度相撲の行司の様な緩和體になつてをるから、どちらにも味方してゐない。之を酸に味方させたら玄米は酸性が強くていかぬといふ反對說が出て來るがそれが間違である。

肉、魚には酸性食多し

（一）肉類、魚肉、搗精加工品、製粉等は皆酸性食に屬す。

（二）玄米を酸性食に數ふる學者あれども、之れは誤りなり、それは玄米の多量の燐を燐酸に計算せるが爲の誤りにして、燐は、玄米內又は人體內に於ては有機燐となり居り緩和劑にして酸に非ず、之を正誤すれば玄米はアルカリ食なり。

酸性食品及其酸度

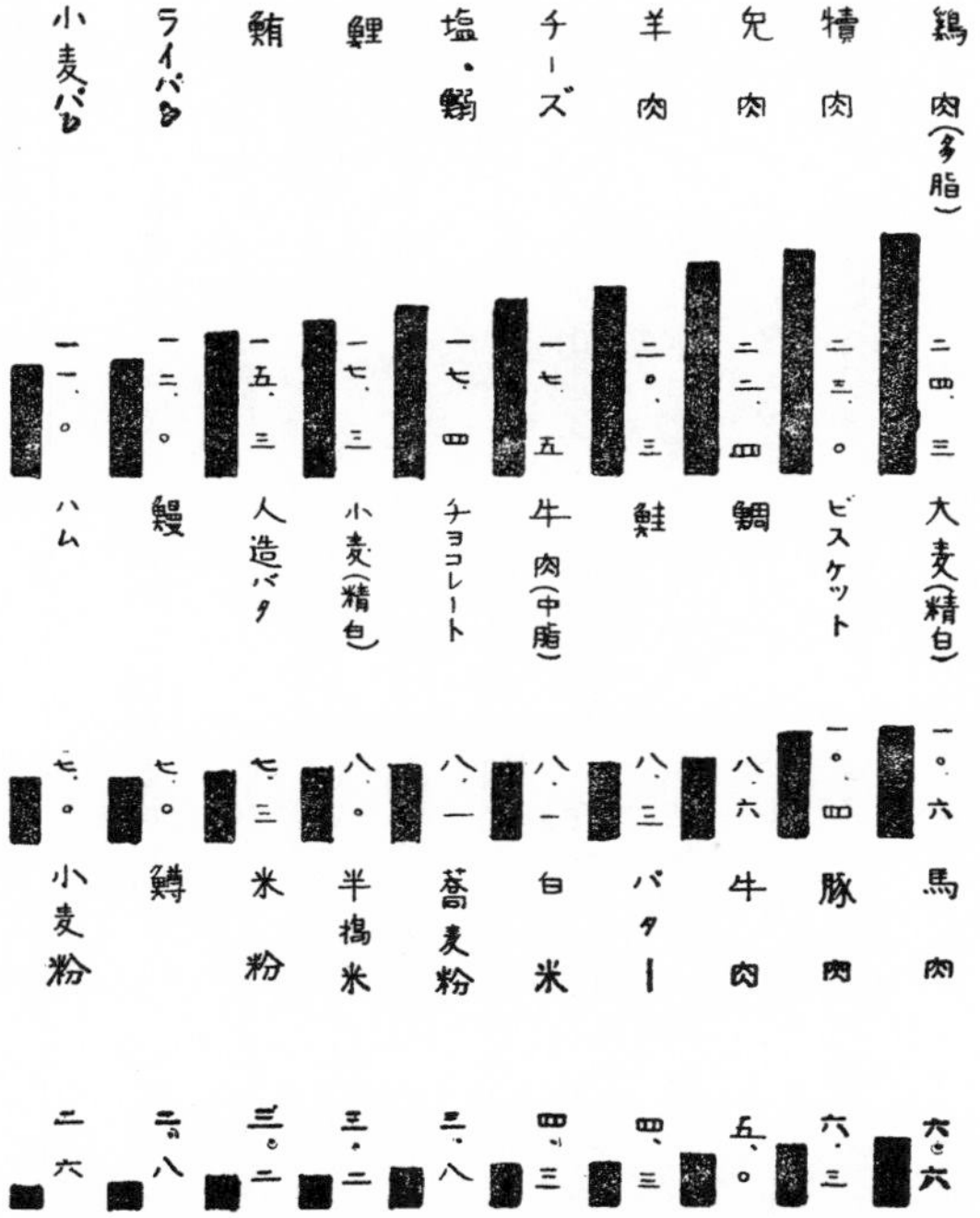

（九）　類脂體卽ち生命素

活動性類脂體は卽ち生命素である。類脂體といふのは脂肪に類する物體、といふ意味で、脂に似てゐるが脂でもなければ水でもない。類脂體は人間を生かす食物で、之が豐富ならば長生をするが、缺乏すると死んで行く。類脂體は今日まで普通榮養學ではあまり考へられてゐなかつたが、最近段々明かになつて來たのである。それは四種の性質を備へてゐる。第一は水と脂の中間體で、脂の形をしてゐることである。ドロ〳〵してゐて水に融けるのである。脂なら水に融けないが、水に融けるから水と脂の中間體である。人の乳は、脂がかなり澤山入つてゐる。いゝ乳なら八％も入つてゐる。其の脂は水と充分混和して、何處に脂があるかわからない。それは類脂體の働きである。所がその乳をコップに取つて、机の上に暫く置くと、今まで混つてゐた脂と水とが分れて脂が上へ浮いて來る。さうして下の方が、半透明な脫脂乳になつてしまふ。其の上の方はクリームの層で、之があとでバタを製する部分、下の方は蛋白質で、之を精製するとチーズになる。さうして脂が分れたら類脂體が非活動性になつたといふ證據で乳が死んだといふことである。これを混ぜて子供に飮ませたつて駄目、病氣になる、胃腸を惡くする。そこで此の類脂體が活動性である事が必要である。所が冷えると活動性を失ひ、空氣に當てると非活動性になる。又、光線に當つてもいかぬ。乳を殺してしまつては大變だから、子供はお母さんの乳を殺さぬ様に飮むのである。

どうしたらよいかといふと、先づ第一に光線に當てない爲に、子供は乳を口と云ふ暗室の中に銜へる。第二は冷やしちやあいかぬから、親と同溫度の溫室の中に乳を吸入れる。第三には空氣を混ぜちやあいかぬから、子供はお母さんの乳を吸ふ時に、眞空の中に吸入れる。かくの如く類脂體の活動性を衰へさせない様に、天然は子供に本能を與へてゐる。卽ち親の生命は乳を通して、子供の生命に移り行くのが之である。そこでこそ殺した乳を飮ましちやあいかぬ死んだ物食べちやあいかぬといふのである。食物は皆生《いき》のまゝ食べなければならぬ。

類脂體の第二の性質は固形と液體の中間體であることである。類脂體は本來液狀をなしてドロ〳〵してゐるが、微細に檢査してみると、皆結晶體からなつてゐる。結晶であれば固體でなければならぬのに、それが集つて液狀をなしてゐる。所謂液狀結晶といふのがこの事である。不思議なものはない筈だが、事實はさうである。例へば血液を考へてみると、血管の中に入つてをれば、百年間流動體である。それが血管の外へ流れ出たら、すぐ固まつてしまふ。卽ち固形となるべきものが生きた體の中では液狀に保たれてゐる證據である。又松脂も松の木の中にある時は、松の木の細い毛細管の中で、葉の方へ上つて行つたり、根の方へ下つたりして流動してゐるが、一寸枝を折るとニューと出て來て、見る間に粘稠度が強くなつて遂には固まり、ハンマーで叩いて粉にする様な松脂になつてしまふ。松の木の中で液狀に保つてをるのは、類脂體の活動性の爲である。

又、一切の固形體肥料は皆液化されて、木の養分になる。それは類脂體の活動性の力である。其の活動性は光線に當り、空氣に觸れると活動性が衰へて死んでしまふ。だから、物を殺さぬ様に食べねば、この活動性の類脂體は、我々の體の中には入つて來ないことになる。この性質が衰へると、人間の體の中に石が出來たりする。膀胱結石、膽嚢結石、腎臟結石といふ様なものが出來るのは、すべて類脂體が非活動性に近くなつたからである。之を起さぬ様にするには、生きた物を食べなくてはならない。野菜類、果物類を食べると、此の石でさへ溶ける様になる。之が卽ち類脂體の第二の性質である。

第三の働きは無機物と有機體の中間體であることである。類脂體は無機物を有機化する力を持つてゐる。例へば木の根に過燐酸石灰、加里肥料などの無機物をやると、これが植物の根の膜一枚を通して全部有機化してしまふ。無機物など一つもない。それはこゝに活動性の類脂體があつて、膜一枚を通して有機化するといふ強い力を持つてゐるからで、人間の體內にあつて、燐でも何でも有機化させてをるのは、類脂體の働きである。さうして、その有機化された無機物を、今度は必要に應じて、歯とか骨に無機物として置いて行く。又歸つて行つて無機物を有機化して持つてくる。そのかはり體が酸性體質になつたら、歯も骨も皆融かして持つて行つてしまふ。さういふ自由自在の働きをするのである。

第四の性質は死物と生物の中間體になつてゐることで、生きてをるかと思へばちつとも動きもしなければ、殖えもしない。死んでをるかと思ふと、まるで生きた働きをする。さうしてそれが働くと、死物を生かすことが出來る。植物の中には、死んだものなんか一つもない。肥料は皆死んでゐる筈であるが、植物はそれを生かしてゐて、我々が植物を食べるとその植物の生命素が、我々人間の生命素に變つて我々を生かすことになる。これが無かつたら肩が凝る、腰が曲つて伸びない、皆硬ばる。即ち液狀であるものが皆固形體になつて、血液も粘りが強くなる。それを血液の粘稠度が強いといふ。丁度サラ〳〵した松脂が粘つた松脂になる樣に、心臓がウンと鼓動しないと血液が流れない。血がさら〳〵流れると心臓が樂になつて血壓も高くならないが、若し血の粘りが強くなると、ウン〳〵壓力を高めなければならないから、血管の弱い所が破れる、それが高血壓、腦溢血等の諸病になる。此の性質を活かして百歳まで生きて行かうといふには、類脂體の働きを要する。

活動性の類脂體は生きた食物にあつて、死んだ食物にはあつても非活動性になつてゐる。玄米は完全に之を持つてゐるから、玄米を食すると、山登りしても足がくたびれない。どんなに働いても肩が凝る樣なことはない。

（十）玄米に毒素なし

白米から種々の毒が出るといはれる。第一は理化學研究所で唱へるリゾレシチン（溶血毒）である。この毒は波布蛇や蝮が持つてゐる毒と、區別が出來ない樣な毒、之が微量ではあるが白米の中にある。

第二は慶應大學で照内博士が分析したオリザトキシン（米の毒）で、之は脚氣を起させる毒であると唱へるものである。併しこれ等は分析したから出て來るもので、白米其のものには本來毒があるのではない。かういふ事はあまり行き過ぎてゐると私は思ふ。

それから皮の方に毒があると唱へる人もあるが、皮をはがしてみると、トキサミン（蛋白毒）といふ毒が現はれる。これも分析するから出て來るものであつて、分析しなかつたら出ない。白米を食べたからすぐ毒になるといふものではない。分析ばかりぢやない、皮と實と分離しても毒になる。外皮にはトキサミンといふ毒があるから、米の外皮をはがしたらいゝだらうといふのは皆間違である。もしかういふ工合に、外皮に毒があり、内には二色の毒があつたら、お米といふものは毒の固りでなくちやならぬ。例へば林檎は皮のまゝならば無毒である。皮をむいておくと、實の方が茶色に變る。これは一種の腐つた狀態であつて、毒でないとはいひきれない。又、卵を中身と殼と分離して置くと、恐ろしい毒になる。そんな卵を食つたら、ひどい中毒を起す。又、空氣を酸素と窒素とに分離したらどうなるか、窒素を一呼吸したら世界の人間は一分間に皆死んでしまふ。又、酸素を分離して置いたら煙草一本吸つても、世界中燒けてしまふのである。空氣中に窒素といふ毒があるから、空氣を吸つてはいけないといつたら大變なことになる。

鹽だつてクロール、ナトリウムが入つてゐるから、之を分離すればクロールは毒ガスで、ナトリウムは人間の體を腐蝕させる恐ろしいものであるから、鹽食つちやあいかぬといつては間違ひである。それと同じで分析したり分離したりしちやいかぬ。天然其のものには毒なし。空氣だつて光線だつて、水だつてその通りで、紫外線にばかり當つて居れば人間が死んでしまふ。だから此の節の學者は行き過ぎたことをして、自殺研究に陥つてゐる様なものである。混然融和した狀態へ戻つて來なければならない。玄米といふものは混然融和してゐる。

ところが白米食つてゐると、分析分離ぢやなくてほんとに毒作用が現はれてくるのは、白米食つてゐるお母さんの乳に、乳毒といふものが現はれて來る。其の乳を飲む子供は、時々疫痢の様なひどい重い病氣になる。そして二十四時間以内に死んでしまふ様な事がある。お醫者さんが「子供さんは非常に惡い、どうなるか請合へぬ、貴女の乳がいけないから、飲まさない様に牛乳か葛湯かミルクでも飲ませなさい」と言はれるのはこれである。卽ち毒素といふものは玄米にはなく、白米にあるといつて差支ないのである。

（十一）　生きた物は煮て食うても生きた作用をする

其の他にも生理的に入用のものが全部玄米の中に入つてゐる。かくの如く、玄米や野菜は實に完全な食物である。それは生きてゐるからである。そこで「それぢや、炊いて食ふのは違ふではないか。」といふ人があるが、生は最もいゝけれども、長い間人間は炊いて煮て食つてをつたから、今直ぐに生で食へといつてもさうは出來ない。先づ、いゝから炊きたて煮たてで食ひなさいといふのである。其の譯はどうせ生きた鼠を猫が食うても、嚙んでる間に鼠は死ぬ、胃の中に入れば鼠の肉も、皆煮られた肉の樣になつて、胃の中の鹽酸で煮られてしまふ。卵の白味を飲むと胃の中で、茹卵と同じになつて、それから段々消化されて行つて、もう一遍無色透明の液體までに融けて吸收されて行くものである。であるからどうせ齒で嚙んで殺して胃の中で死ぬのだから、生きたものを食べる前になつて、鍋で煮た、火で燒いたといふ位ゐならいゝから、炊きたて燒たてはよろしいといふのである。

併し乍ら死んで暫く經つたものはいけない。何故かといへば、生きた物を食べた時、叉胃の中で殺された時には、復活性がある。卽ち、鼠の血液は、皆、猫の蛋白、猫の血液に復活する。それが、死んだ物を食べるとさうはいかぬ。それをもつと例を引いて解り易くいふと、家は素人が壞しちやあいけない。大工が壞せば、一町距つた處へ建直しても、家はちやんと建つ。所が下手に壞したり、壞してから長く雨曝しにして置いたのは、復活作用はなくなる。それと同じことである。だから殺して間もない、新しい生《いき》のいゝのが宜しいのである。

（十二）皮や種子は食べなくてはいかぬ

人間の體には本來病がない筈で、病は皆自分で原因を作つてをる。其の原因を絕てば、之までの病は皆癒り、これから別な病が起らなくなる。從つて、人生といふものは病無きもので、自然の壽命に達して生理的死で終るものである。今日の人が病的死で終る樣になつてをるのは、皆正しき方法を心得て居らぬからである。其の正しき方法とはよき日光に當ること、よき空氣を吸ふこと、よき水を飲み、又其の水を皮膚に着けることである。例へば冷水摩擦をするとか、よき水を皮膚に當てることである。水は唯飲むだけではいけない。水は唯だ木の根から吸はせるだけではいけない。木の葉にも雨の如く注がねばならぬ。人間の皮膚も始終水に潤し、又拭いて乾かして置くのがいゝのである。殊に夏から冷水摩擦とか、冷水浴をする習慣にするのがよい。湯に入つた後には必ず水をかぶつて出るといふことが宜しい。

次に正しい食物、卽ち生きた食物で、皮のある食物を食べる。生きた食物が力ある食物で、それを食することによつて人間の力が增し、臟器の働きが高まり、從つて健康度を增して、百年生きる力を得るのである。食物が死ぬと皆力を失ふ、死んでから時間が經つと力が無くなつて行く。之が食物で病を得る第一の原因である。力無き食物を食べると、其の食物から寧ろ害を受くることが多い。だから生きた食物でなくてはならぬ。さうして皮のある食物でなくてはいけない。食物の皮の方には榮養分が澤山ある。ヴイタミンであるとか、ホルモンであるとか、アルカリであるとか、無機物の樣なものは皆皮の中にある。實の方には唯有機物だけしかない。さうしてアルカリが乏しくて寧ろ酸性になつてゐる。皮と實と合せたものが完全なものであるから、皮あつて而も生きてをる食物を攝らなくてはならない。仙人が山で長生をするのは其のためである。

それから茄子や、胡瓜、トマトなど細かな種のある植物がいゝ食物である。理由は、例へば茄子や胡瓜は皮をむいても、あの種は更に一粒づつ皮を着てゐてあの種一粒が皆生きたものでそれを地に植ゑると芽が出て花が咲き實を結ぶのであるから、それを食べるのがよいことになる。又、お葉の樣なものは皆皮が多い。表も皮、裏も皮で、實の方は唯だ紙一枚位のものが入つてゐる位で、全部皮と同樣である。玄米、胡麻、トマト、胡瓜、茄子の種の樣に粒の小さいものは皮が多いので食物として大變よろしい。

人間が生きる爲に必要な物は何かと云へば、生きる成分、卽ち生命素といふものが必要である。生命素の多い食物こそ命の糧である。それは皮ある食物、生きた食物でなければならない。かういふことはあまり之までの榮養學では説いてをらない範圍で、女學校の家政科でも教へてをらない。さういふことが段々研究されて來てをる爲に、榮養學はこの五、六年の間にすつかり姿を變へたので、從來の榮養ではいけないといふ事になつたのである。

（十三）　玄米はどれ位ゐ食べてをればよいか

力強い勞働者は一日に玄米四合食べてをれば、お茶はあつても無くてもよし。それで一日立派に働ける。もしお茶を食べる事になると、玄米三合五勺もあれば宜しい。そのお茶はじやがいもでもよし、豆腐でもよし、或はトマトや葱の樣なものでもよし、お茶でよし、味噌でよし、何でもいゝ。それで蛋白質も脂肪も、含水炭素もヴイタミンも充分である。

そんなら肉體的の仕事をしない坐業者は、どれ位ゐ食べて宜しいかと云ふと、二合か一合五勺でよし。それから頭だけ働かして、あまり肉體的仕事をしない人ならば、一日に一合二勺か一合五勺で澤山。老人ならそれ以內でも宜しい。私など玄米飯ならば、七勺か八勺で一日立派に働いて行ける。女の人は男に比べれば少なくてよろしい。どれ位と目方量つて食はねばならぬをといふことはない。普通のお茶碗といふものは、その様に出來てゐる。これまで三杯食べてゐつた人ならば玄米にすれば二杯でいゝ。五杯食べてゐた人は三杯半でよろしいといふ程度で、決して榮養の不足を來さないのである。

第七章　人間の皮膚に就いて

（一）　皮膚の強健は全身健全の基

人間の皮膚は非常に大切なもので、親から子、子から孫と皮膚の細胞が傳はつて行くのである。生きてゐるといふのは皮膚が生きてゐる樣なもので、米でも皮が生きてゐる。胚芽などは皮に附屬してゐるのである。

先づ細胞を檢べて見ると、細胞は圓い玉で、それが亞鈴狀に二つに切れて、一つが二つになり、それを續けていくうちに、ずうつと廣くなつて、圓くなり、くつゝいてちやうどゴム玉みたいなものが出來る。卽ち細胞は平べたく伸びないで、或る一定のところへ行くと、圓くなる。そして一個所に凹みが出來て、外の膜と內の膜とを生ずる。そこでもと〳〵同じ細胞だが、內側と外側とで仕事が自ら變つてくる。

中の層が横から入つて行つて體を上下の二つに分ち、横隔膜と稱する體全體を横に隔てた膜を作る。この膜が上下に動いて呼吸の助けをするやうになる。また胸部を右左の二つに分ける所の肋膜と稱するものが出來て、左の胸と右の胸になる。これから先は皮膚が口から入り込んで、食道・胃・腸と一本の管になり、口から食物が入つて肛門から出るといふことになる。そして腹膜がこの腸のぐるりを覆ふので、卽ち胃や腸は腹膜に包まれる。腹膜炎はそこの病氣をいひ、水が溜るといふのは、そこに溜るのである。次に皮膚が又鼻孔から入り込んで鼻腔、氣管、氣管支、肺臟が出來る。この肺臟といふものは非常に細かい袋からなり、一つ〳〵がふくらむやうに出來てゐる。また血管が出來、その中の血液と空氣との間にガス交換をする。卽ち血管と肺の各々の膜をとほして、炭酸ガスが出、酸素が入るといふ働きをする。

だから胃腸も肺臟も皆皮膚が體內へ入り込んだものといつて差支へない。この全體が所謂生殖細胞といふ細胞の二つになり、四つになり、八つになりして分れ分れてをり、場所がなくなり、別に場所を作つては入り込み、また出てからだを作るので、謂はゞ一つの細胞から、皮膚も出來、胃腸も出來、肺臟も出來るといふことになる。

（二）　細胞が分裂して母となり子となる

一つの細胞がどうして親から子に分れて行くか、それは生殖器にあつて何れも皮膚と同じく上皮系統から出來てをつて、其の中に生殖細胞と稱するものから出來、この細胞の一つが分れて二つになり、四つになりして之れが子となり、兄弟となつて生れて來るのであるから、親子兄弟が皆同一細胞である。それが卵巣から離れて來て、男性生殖細胞を受精して獨立生命體となり、母の子宮に寄生してそこから榮養分を吸つて成長する。この子供が大きくなつて又親となり、幾代も繰返して行くので、皮膚の細胞卽ち上皮細胞は、天照大神のもつと前、天御中主神の時の上皮細胞から分れてゐるので、皆同一物であるのです。今後、何時までも變ることがない。日本人といふ性質はこの細胞、この皮膚の上皮細胞が持つてゐるのである。

（三）　毛髮、爪、眼球、齒牙なども

これから先へ行くと大へん細かくなる。例へば髮の毛は一體何か、これは頭を覆つてゐた皮膚が深く入つて行つて又出て來たもので、その入つて又出て來る穴が毛穴といふもので、本來

は引つこんで行つて出て來たものだから、つまりは毛も皮膚である。牛の角にしても人間の爪にしてもやはり同じことである。

眼球はどうか。これも顏の兩側から入り込んで又出て來て出來たもので、そこへ後から神經が入つてきてゐる。その神經の膜へ外からの光線が入つて寫眞に映る、それを神經が傳へて腦髓に達し三角とか圓とかいつたことを見分けるやうになつてゐる。不透明な皮膚が目の所では透明になつてゐる。

我々の齒、これも皮膚の延長で、齒冠、齒頸、齒根、皆皮膚で、皮膚が粘膜になり、顏の皮膚が中に入り込み口腔粘膜となり、其の粘膜が又齒の所で中に入り込んで、また出て來て、齒冠の琺瑯質となり、其所に中の方から骨細胞が入つて來て齒といふものを拵へる。

腎臟も同じく上皮系統で、尿道から皮膚が入つて行つて、初めに膀胱を作り、更に進んで輸尿管、腎盂、腎臟となるものです。だから皮膚から汗が出るのも、腎臟から尿が出るのも同じ事で皆皮膚の働きである。肝臟も胃と腸の境あたりから入り込んで出來たもので、この臟器から分泌したものが膽汁となつて腸へ注ぐのである。

（四）皮膚以外の中層部

すると、皮膚から出來てゐないものは何か、それは人體の中層に屬するもの、即ち筋肉、心臟、血管、骨などである。血管は極く細かな所まで行き渡るものであるが、血は決して管の外へは洩れ出ない。其の管は細かく分れ、分れては又合して動脈、靜脈を作る。

神經、腦髓、脊髓なども、やはり背中の方から上皮系統が入つて行くのである。人體を胴切りにした形を考へて見ると、後は脊中で、前は胸、脊中には脊骨があり、そこに脊髓管がある。これが縱の溝になつてずつと上つて行くと腦髓となり、左右へ枝が出來ては神經となる。この神經も血管と同樣行き渡らぬところはない。針の先で突ついて痛くないところはなく、血の出ないところもない。非常に複雜なものになつてはゐるが、これはみなたつた一つの生殖細胞から分れて又分れて出來てゐるのである。親の生命が其の一つの生殖細胞にこもつて、子になり、子の生命が又一つの生殖細胞に纏まつて孫となる。梅の木になる實はどこまでも梅で、櫻んぼとは違ふ。何年經つても、櫻は櫻、梅は梅である。日本人はどこまで行つても日本人である。

然るに、植物では例へばびわにしても以前は小さい實しかならなかつたものを大きく改良できたから、人間も何時か變らなければなどといふがこれは變らないのである。變へれば惡く變るだけである。江南の橘は江北の枳《からたち》となるから變つた樣に見えるけれども、下等のもの程變るが、高等のものは變らない、變へれば惡くなるばかりである。たゞ恰好だけは人間にも小さい人、大きな人、怖い人、やさしい人などがあるが、實質に於ては變りはない。びわにしても所を移してうつちやつて置けばもと通りの實になつてしまふ。植物學者は大いに變へたつもりであつても、また改良したつもりであつても、却つて惡くなつてゐる。シャボテンの棘を無くすれば、駱駝などに食はれてしまつて、シャボテンの種は無くなる。

矢張棘があつてこそシャボテンが何時までも存在して行けるので、人間のした改良は、天地の自然からみると改惡になる。どこまでも日本人は日本人で、これを優生學的に改良などして貰はない方がいゝ。どの種と、どの種を合せて、どういふものを拵へるなどは餘計なことである。

以上のやうにすべては皮膚系統から出來るのであつて、これを丈夫にすれば身體全體が丈夫になる。內臓は直接之を强くする方法がない。心臓や肺臓を强くするといつても難しいが皮膚は強くも弱くも自由に出來る。其の結果全身が强健になれば自づと肺や心臓も强くなる。

（五）皮膚は内臓を保護する

人體に於ける皮膚の役目は何か。先づ器械的に内臓を保護する。少し位ゐ高い所から落ちても必ずしも血が出ると限らぬ。僅かばかりのことなら皮膚がちやんと痛めないやうにしてくれる。皮膚の力が强くなるとその保健力も增して來る。これが爲には器械的刺戟を反復すればよい。摩擦、マッサージ、按摩、すべてこの方法である。子供は親が撫でる程丈夫になる。寢る時、起きた時、裸になつたついでには撫でさすつた方がいゝ。これは理窟からいへば、電氣の作用とか、精神力とか、いろいろあるだらうが、親の手で撫でる程、子供は丈夫になる。

そこで、學校の生徒など、百人、二百人集つたところで、「毎日冷水摩擦をする人、手をあげて」といふと僅かに一人か二人、私共書生の頃には、冷水摩擦がいゝといふことで、實行してゐると段々强くなるのを覺えたものだつた。今日は忘れられて誰もやらない。唯、勉强々々、試験勉强で夢中になつて、皮膚の鍛錬など氣にかけない。白米食で弱くなる處へ又皮膚の鍛錬もしてゐないのだから、それぢや弱くなるのが當り前である。

第二の皮膚の働きは光線に對して內臟を保護することである。保護といふより調節といつた方がいゝかも知れない。光線に對して內臟の保護的調節をする。光線が强過ぎると皮膚は自分の細胞の中に色素を作れといふ命令を下す。これが出來ると、顏や手の色が稍々褐色になり、光線の强さがそれで程よくされる。反對に光線が弱すぎると、この色素が段々吸收されて消えて行き、皮膚は靑白くなる。さうして光線がなるべく內部へ働くやうに調節する。この作用は光線の刺戟を反復する程强くなる。さうなれば朝から晩まで直射日光の下に毎日働いてゐても、害を受ける心配がない。で、暇があつたら日光浴をするとよい、暇があつたら明るい方へ行くがいゝ。然し、進歩は徐々たるべし。畠に蒔かれた種の芽が出て伸びるが如く、焦らず慌てず、退かずして徐々に伸び、遂に凌天の大木ともなる如く、明るい方に、木の芽の伸びる方に向き、よい空氣の方に伸びるがよい。さうして草木を雨露に當てる樣に、我々の皮膚も水に當てなければならない。冷水摩擦はこの方法に外ならぬ。

又、體は働かすことによつて强くなる。一度より二度がよく、寢てゐるより坐るがよく、坐るより立つがよい。更に歩くがよく、駈けるがいゝ。常に日蔭を避け、日に向つて進んで行くことが我々の生命を强くする所以である。

次に皮膚は溫度に對して內臟を保護する働きを持つてゐる。これは溫度の刺戟を反復する程強くなるから身體を或時は冷し、或時は直射日光に當てゝ溫める。すべて溫度の變化に對して反復する程、寒さにも暑さにも負けないといふ樣に皮膚が出來てくる如く、內臟も反射的に强くなる。唯だ乾布摩擦をするよりは、朝一遍でも冷水で搾つた手拭で拭いてから、摩擦を始める方がいゝので、冷水を浴びてもよく、冷水の中に入つてもよい。それが卽ち昔からのみそぎの法になつてをり、みそぎをすると皮膚が强くなる、それは內臟が强くなることで生命を强くする所以である。それが信仰にも徹する行である。

暑い時には皮膚の血管が擴がつて顏が赤く見える樣になる。これは血液が自然餘計に來ることになり、この時體溫が放散されてゐるのである。放散しきれない時には汗腺を取卷いてゐる血管が擴がつて汗を出す。汗の發散によつて體から熱を失ひ、體溫を調節する。

寒いと、皮膚の血管が小さく細くなり、血液の循環は甚だ少くなる。僅かに皮膚を養ふに足る位ゐにして血液は皆內臟に隱れる。さうして血液の溫度を冷さぬやうに深くかくれるから、寒い時には血色が惡くなる。これらの調節作用は皆自然に反射的に起る自律神經の作用によるのである。

また皮膚には乾濕に對して內臓を保護する働きがある。この力も乾濕の刺戟を反復する程强くなり、遂にはどんな乾いた處に働いてゐても平氣、どんな濕潤の處にも一向平氣になる。これは皮膚には皮脂といふものがあつて、乾くことを防ぎ、濕りの爲に皮膚の害さるゝことをも防いでゐる。この皮脂には食物が大いに關係する。糠の油の多い玄米や、胡麻のやうなものを食べてゐると、皮脂が豐富になる。然し手脂が澤山出て觸れるものが皆汚れてしまふといふやうなのは皮脂分泌過剩で病的である。本當の生理的作用といふものは多からず少なからず、脂が乘つてゐながら決してベタ〳〵しない、物に觸れても脂染みる樣なこともなく、作用が完全である。卽ち內部は柔かな脂、外へ出ると臘の樣な乾いた脂になつてゐる。それには水をかぶり、海水浴をし、又よく拭ひ、時には日光で乾かすなど、乾濕の刺戟を反復することが大切である。

それから皮膚は外から入る黴菌や寄生蟲に對して內臓を保護する。黴菌は食ひ破る力を持たないから、皮脂が完全に働いて脂できれいに埋めてゐる皮膚には入り込めない。寄生蟲は食ひ破る力をもつてはゐるが、摩擦をしたり、光線や水に當てゝ鍛へられた皮膚は侵すことが出來ない。私の體にしても以前はでき物だらけで、いくら防いでも防ぎきれず、十年も出來てゐた。其の同じ私が、同じ細胞、同じ皮膚で、今日どんな事をしてもでき物も出來ず、少し位ゐの怪我は平氣になつてゐる。やはり鍛錬の如何によつて違ひ、食物も大いに關係する。誤つて動物性の食物をとり、砂糖・白米などを食べてゐると、この力が弱くなる。食物を正し、鍛錬を怠らなければ體質は必ず改善出來る。肺臟も同じことで結核菌もくつゝくことが出來ない。以前は氣管支カタルだ、肋膜炎だと弱かつたのが、今はそんな患者に接しようが、病人の中に入り込んでをらうが何ともなくなつた。かうした外部の豫防力ばかりでなく、內からの害に對しても豫防の働きが出來る。

次に皮膚は熱の調節をする。熱の出はじめには寒氣がする。これは皮膚の血管を擴げる準備で、伸びんと欲するものは先づ屈すると同じく、擴げるために必ず一時締めるのである。其の間の十分か十五分が寒氣のする時で、いくら着ても湯たんぽを入れても寒い。其の中に全身の表面にあらはれた血管が擴がつて、汗がどん〳〵出てくる。之を助けるものに解熱劑がある。

昔ならば辛い物に熱い湯をかけて、少し鹽氣か味噌でも入れて飲ませると、一層拍車をかけ、それで熱が下る様になる。寒くなると皮膚の血管が收縮して、常に一定の溫度に保たんとする働きがある。だから皮膚の强い人は少し位ゐの熱は何とも思はない。仕事を續け乍ら熱を調節して、病氣を克服してしまふのである。

（六）皮膚の代償作用

皮膚はまた肺臓の悪い人にあつては呼吸の代償をする。皮膚の呼吸は肺に比べれば九牛の一毛に過ぎないが、肺の弱い人は皮膚の呼吸がなか〳〵盛んになる。つまり肺は皮膚の延長から出來て專門化したものであるから、母體の皮膚は肺の呼吸の代りをする。また腎臓の悪い人になると皮膚から尿に近い汗が出て排泄の代償をし、榮養の悪い人に於ては胃腸の働きを代償する。卽ち、皮膚は水を吸收し、脂を吸收する。更に種々のガス體をも吸收して、物によつては中へ入つて榮養物となる。が、この働きも皮膚を鍛錬した人程强く現れる。

更に皮膚は幾分かの免疫の働きをする。種痘をした場合、其の種は皮膚に入るのである。勿論內臓にも行つてそこでも免疫を作るけれども、皮膚からも立派な免疫が出來て、二度と天然痘には罹らぬ體になる。其の他種々な黴菌に對しても、豫防劑の油藥などを塗ると、其の黴菌に侵されぬやうに免疫力を得る。然しかうした人工的なことはしなくてもよい。本當に人間が理想的に自分の體を養生する確信があれば、する必要はない。天然痘とか痲疹とかは一生に一度は罹ることになつてゐる。體の丈夫な人は罹つても平氣で過ぎてしまふ。唯、肺炎を起すと死ぬ。例へば痘瘡肺炎、痲疹肺炎など。これも榮養の如何によるので、正しき榮養をとつてをれば肺炎など起さない。滲出性體質を作る不完全榮養を攝つてゐると、僅かのことで肺炎が起る。つまり天然痘や痲疹が怖いのでなくて、肺炎が怖いのだから、これさへ注意すれば、天然痘も痲疹も恐れなくていゝ。然し簡單に豫防出來ればした方がいゝが、その結果のどうかに就いて、大きな目で見ると、いけないといふ學者もある。種痘で天然痘は豫防出來ても、其の人は他の、結核に罹つても死に、肺炎でも死ぬ人になつてしまふ。

結局體質の悪いと云ふことは、病人を多く拵へて手數は却て餘計かゝるぢやないかといつてゐる。昔は結核などは無かつた、種痘をする樣になつて結核が殖えたといふ人さへ西洋にはある。之は一面の眞理を持つてゐると思ふ。それでは種痘はやめるかといふと、日本は法定種痘をやつてゐる國であるが、それはそれとして體質を強くすることもやるのである。皮膚鍛錬もそのためである。

（七）　皮膚の疾病――根太（疔）癰

先づ皮膚には化膿菌が入る。これは弱い皮膚を通して入ることの出來る菌で、多數の球菌が葡萄の房の様になつてゐる葡萄狀球菌、珠數玉の様な連鎖狀球菌など皆化膿菌である。これに侵されると根太になる。根太は根が大きく、頭の方が小さい之を一名疔とも云ふ。ドン〲腫れあがつて膿が出來、この膿が遂には根まで出てしまへばよくなる。根太の場合は菌が一個所から入つたのであるが、皮膚の一定の場所に疔が集まつて幾つも出來ると癰となる。この方は口が幾つもあつて、根も深く相當困難な病氣である。

この化膿菌が血管の中へ入ると敗血症を起す。これが重くなると、血液と共に化膿菌の毒が體中に廻つて膿毒症を起す。強い體質の人にあつては喰菌細胞が血液中に集つて來て、黴菌を喰ひ殺してしまふ力も強く、たまに治ることもあるが先づ大體いけない。次に面疔といつて顏に出來た場合、その膿が腦の方へ入つて化膿性腦膜炎を起すことがある。之も亦危險で、かういふ様にどこでも黴菌に破られる人は體質が弱いので、子供ならば淋巴腺の澤山腫れてゐる様な者、大人では糖尿病の人が之れに罹り易い。然し淋巴腺を敵と思つてはいけない。これは黴菌が體の中へ深く入ることを防いでゐるのだからである。然しその様に皮膚粘膜が弱くてはいけない。

もしさうした皮膚病になつた時にはどうするか。濕布罨法、冷すか、溫めるかする、膿を持てば切開する等、いろ〳〵方法があるだらう。又近頃は化學的療法で、注射をしたり、藥を服ませたりするが、それも必ず効くとはきまらない。同じ病氣に同じことをして見ても、効く人と効かぬ人がある。とに角かうした病氣に罹らぬ樣にする事が第一で、それには外から鍛へる方法と內からの食養法によつて皮膚粘膜を強くするより他ない。

（八）丹　毒

やはり化膿菌の一種で、深く入らないで皮膚の表面に近く廣く擴がつたものに丹毒がある。顏から頭、襟頸から背中へと擴がつて行く。かうして體の三分の一以上侵されると死ぬ。火傷も其の通り三分の一に及ぶと致命傷である。で、成るべく擴げない樣に矢張治療を受けなければならない。

丹毒は最初目尻、目頭、耳朶、鼻翼、口角等の皮膚の弱いところから出來るのであるから、常に皮膚を強くして置く事が必要である。不思議なもので內臟に悪い所があると其處を覆うてゐる皮膚が弱くなる。胃が弱いと胃の所の皮膚が悪くなり、盲腸の弱い人は、其處の皮膚が悪くなつてゐるから摘んでみてもわかれば、押してみてもわかる。其處の所の皮膚を丈夫にして置くと、その內臓が強くなる。丁度、內部に痛みがあると外を溫めたり、氷嚢を當てたりして、其の熱や冷たさが深部まで通らないにしても、神經や血管の働きで反射的に內部に感じるのである。お腹が痛いと揉んでやる、撫でてやる、みな然るべきことなのである。

また頭の毛の薄くなる人は、頭の皮膚が弱くなり堅くなつて、骨とくつ着いて動かなくなるからで、もと〳〵動く筈のものが動かなくなるから毛の根の榮養が惡くなる。毛がプツリ〳〵切れたり、毛根が押しつぶされたりして、遂に生えなくなる。だから常に動く様に皮膚を鍛錬して置く事と榮養をよくして置かねばならない。また局所的に毛の拔ける場合があるが、それは寄生黴菌からくることもあれば、榮養障碍からくることもある。さういふ時には局所を光線に當てるとか、人工太陽燈で照らすとかするが、成るべく頭全體を日に當てゝ笠などかぶらず仕事をするがよい。

日光が強ければ髮の毛は發育する様に出來てゐる。卽ち內部を護るために黑く厚くなる。それを頭巾などで暖かくして置くと、毛の發育は止る。これ以上毛が伸びてはなほ熱くなるからである。寒中帽子を冠らないでゐると、冷たさを防ぐために毛の方が伸びてくれる。これ皆、皮膚の働きで、寒さにも暑さにも當てなければこの働きがにぶくなるのである。

(九) 皮膚癌

皮膚には癌といふものが出來る。これは外國人に多く、機械を操縦する人に多い。機械油は礦物性油でこれが人間の皮膚によくない。機械を扱つてゐる間に着物を通して、その裏側から皮膚が刺戟される。そして外國人はお湯に入ることが少いから長くその油が作用するために皮膚癌になり易い。人間の體には植物性の油、卽ち種油、豆油、胡麻油、玄米油などはよろしいが、動物性の油は少し惡く、礦物油が一番いけない。動物性の油は、例へば羊毛を晒す時に出來るラノリンといふ油を豆腐がらに混ぜて兎に食はせると、胃の中に癌に非常によく似たおできが出來る。これは北海道大學の今裕博士が研究したもので、人間の體に害のないのは植物性の油である。

皮膚癌、舌癌何れも小さい時に切り取れば治るが、目に見えない所に出來た癌は氣がつかぬ間に大きくなつて、切り取つても間に合はない。だから常に皮膚を清潔にして癌にかゝらないやうにすることである。次に皮膚結核といふものがある。狼瘡ともいつて、お臍の所や耳朶へ出來たり、其の他の所へも出來る。これは十年二十年經つても治らない。極めて慢性に擴がつて行き、その擴がり方が非常にゆつくりしてゐる。食物が惡いとジクジク汁が出、食物がいゝと乾いてくる。丁度肺の結核と同じで、水氣が多くなると痰が出、乾くと出ないやうに。これは養生法を間違へてゐるからで、西洋の養生法を日本人が眞似るからいけない。

（十）しもやけ、魚の目、蕁麻疹など

凍傷は子供によく出來る。出來る割合を調べてみると、牛乳をあまり多く飲んでゐる子供に多い。子供は動物性食物を與へると滲出性になる。凍傷は滲出性で、くづれてくるのは水が溜つて柔かになるからで、非滲出性體質は凍傷を起さない。凍傷を治すには過溫浴が一番いゝ。少し熱めの湯に其の場所を入れ、冷めれば湯をさして溫め、毎日繰返す。これは血管を擴げて、惡いものは持つて行き、よいものは持つて來させる方法である。これを早くからやれば其の冬は凍傷に罹らずに濟む。しかし豫防は先づ食物からする方が正しいのである。

またあかぎれは結締織の弱いために起るもので、結締織とは細胞と細胞、組織と組織を結ぶ糸である。この糸が弱く又、角質上皮が厚すぎるために割れるので、防ぐには輕石や布で擦つ

て、皮を薄くし、揉んで結締織を強くする。さうして油を塗つて置くとよい。之亦榮養が大きな關係を持つ。

また魚の目といつて足の小指の靴に當る所、親指のあたり、或は指と指の股に出來て、痛むものがある。これは刺戟の强すぎる場合で、何時も窮屈な靴を穿いてゐるとか、小さな足袋などを穿いてゐるのがいけない。血の廻りが惡くなつて出來るのである。あかぎれの時と同じく皮を薄くすること、柔かにすることが大切である。これにはサルチル酸を糊か飯粒に混ぜてよくねつて、魚の目へ厚く乾かして塗り、其の上を絆創膏で貼つて置くと、三四日で厚くなつてゐた角質上皮がだん〳〵解かされて、ふやけてボロ〳〵になる。これを成るべく除るやうにして、五六度貼りかへてゐる間にすつかりとれてしまふ。あとは皮を薄くする様に注意すれば出來なくなる。

それから白雲は寄生黴菌で、水蟲も似よつた病氣である。水が丁度膿の様に出て、皮が厚く剝がれて行く。からしたものには水銀を働かせるとよい。水銀を混ぜた軟膏を薄くすりつけて置くと治る。それより大切なことは皮膚を斷えず奇麗に水で洗ふことである。

もう一つ內部から出る病氣で蕁麻疹といふものがある。非常に痒い。これは確かに自家中毒で、赤くなつて痒い、掻くとはたけの様にボロ〳〵體中に出來て來る。動物性食の腸內に於ける分解から中毒した證據で、皮膚ばかりでなく、目には見えぬが內臟にも出來る。それが肋膜に出來ると肋膜炎、肺尖に出來ると肺尖カタル、頭に出來ると頭痛持ち、といふ風にあらゆる場所が病氣になる。これを無くするためには食物、特に動物性食を注意しなければならぬのである。

第八章　消化器の話

(一)　齒は嚙むほど強くなる

齒は食物の門戶、荒碎きする第一工場である。どんな皮のあるものでも、どんな堅いものでも皆嚙み碎く。大和言葉ではカミは堅い實といふ意味である。堅實《かみ》を割る、それが後になつて嚙みといふ動詞になつた。言葉の上から言つても齒は堅いものを嚙む道具であることがわかる。米も堅い、昆布も堅い。栗や榧や椎の實、それらをみな食べて嚙み割つて吞み込むのが齒の仕事である。

物はよく嚙んでゐるとひとりでに吞み下せる。喉でグッーと力を入れて吞み下すのではない。喉には舌の根と軟口蓋との間に細い開きがある。そこのところを液體が自然と毛細空隙に吸ひ込まれて行つて喉へ落ち込んで行く。粒氣のものは口に殘つて半流動體になつたものだけが舌の奥から毛細引力で喉の方へ落ちて行く。だからよく嚙むと自然に消えて無くなるやうな感じがする。嚙み足らぬ物は口に殘るから、殘つたものを嚙んで居れば自然に無くなる。さうすると非常に胃が歡迎してくれる。

そして齒は嚙むほど强くなる。昔は齒を强くするために「齒固めの節」といふものがあつた。それは年に一度づゝ必ず祭つたもので、そのときは三寶に、勝栗、乾餅、炒豆、昆布その他堅い物を皆集めて神樣に供へ、それを家族全體がわけて頂いた。子供でも年寄でも皆與へられた。何日かゝつて食べやうと構はない。兎に角さういふ堅い物を嚙んでゐると齒は丈夫になるのであるから、誰が考へたか洵によい習慣だと思ふ。

何故嚙むほど齒が丈夫になるか? それは齒の根のところに齒根膜があり、そこには神經が來て血管が通ひ、齒全體を榮養してゐる。それで物を嚙むと骨膜、齒根膜がマッサージを受けて强くなる。さうすればムシ齒にもならないし、一生健全を保つことが出來る。これが生理的自然である。然るに今日柔いものは消化がいゝとばかり考へるのは大きな間違ひである。病人に一年間お粥ばかり與へておくと齒は皆グラ〳〵になり、不揃になつて上の嚙も下の嚙も亂杭になつてしまふ。しかし病氣が治つてから嚙むことを慣らすと齒がしまつて元の通りに直つたといふ實例がある。

齒は使ふと多少は耗る。學術語で齒牙の磨耗といふが、これは免れないことである。然し磨耗の起り易いのは軟かな齒である。齒には軟性硬性があるが、どうしても硬性よりも軟性の齒が早く磨耗する。どうか硬性であつて欲しい。

齒が耗つてくると齒牙の過敏性が起る。すると酸いものや甘いもの、熱いもの冷いものを飲食すると浸みて痛い。齒の髓には神經が通つてゐて、齒の象牙質にはまた毛細管があるため、液體が浸みるのである。

磨耗した齒は象牙質が現れる。これは白色をしてゐて第一象牙質と云ふ。象牙質といふのは皆微細な六角の柱から成つてゐて細い隙間がある。その隙間は極く狹いものだから、完全に融けたものでないと入らない。鹽酸や醋酸や砂糖や飴等は完全に水に融けるから浸みこむ。蛋白質のやうな少しねばねばしたものは入らない。

然し齒牙の磨耗に對しては體內それを防ぐ用意はある。僅かであるけれども血液の中には食物から攝り入れた無機物が混つてゐる。勿論血液內には無機物のあらう筈はないのであるが、有機化されて混つてゐる。その無機物を象牙質のところへ血液が置いて歸つて、又置きに來て、新しい象牙質の層をこゝへ作る。卽ち磨り耗らされた過敏な齒の薄いところへ中側から築かれるものであつて、それは黄色をしてゐて第二象牙質といふ。

この第二象牙質は第一象牙質よりも强い位ゐである。かくして磨り耗らされて過敏になつた齒に對しては體の方でちやんと補强手當として第二象牙質をつくるのである。これをつくるのがやはり食物の關係である。無機物を澤山含んだ食物を食べると早く出來る。酸性の物――肉や刺身を食べると出來難い。

しかし之も亦耗つて行く。が更に下の方に又第二象牙質が出來る。そして遂にこれも耗つて齒髓は段々退却して齒冠部全體が減ると齒頸部が殘る。

然しこんなに磨り耗らしても物を嚙むことが出來るので、齒といふものは永遠に使へるものである。ムシ齒にさへならなかつたら百歲になつても、一本も拔けずに完全に嚙み終せることが出來るのである。百歲まで嚙んでも齒冠部全部嚙み耗らすことは却々出來ない。

近頃の人は齒の使ひ方を間違つてゐる。馬が藁を食べるが藁は木賊に似てゐる。木賊は金でも何でも皆磨り潰すことが出來る。從つて木賊に似た藁を食べる馬は非常に齒が耗る。馬喰は馬の上唇をむいて見て、その齒の耗り方によつて何歲の馬であるかゞわかるといふ。嚙の耗るのは生理的である。老人の齒の嚙み合せる所をみると黄色になつてゐる。それは第二象牙質が出來た結構な徵候である。いくら耗つても差支へないものであるから大いに嚙んでいただきたい。

（二）ムシ齒はどうして出來る

ムシ齒といふものは本來人間にあるべからざるものだ。いや生物界全體にもムシ齒がない筈である。ところが文化生活をした人間と其の人間に養はれて文化的に生活してをる家畜にはムシ齒が出來る。

ニユージーランドに、マオリと云ふ種族がある。マオリは原始人であつた七十年以前まではムシ齒の無い國民であつた。三百二十何個、昔のマオリ族の髑髏が殘つて居るが、その髑髏に就いて調べても、ムシ齒の無い國であつたことが判る。それが七十年この方歐米人が行つて、牧畜や、農業に手をつけた結果、その文化に觸れてから、今日マオリ族の小學校の生活に就いて調べて見ると、九十五％がムシ齒を持つてゐる。

熊といふものにはムシ齒が無い筈である。私が北海道へ行つてアイヌの部落へ參つた時に熊がしきりに啼く。「どうして熊が啼くのか」と言つて訊ねると「之は內地人が來て、しきりにお菓子を食はせるものだから、熊にムシ齒が出來て啼くのです」と云ふ答へであつた。笑ひ話のやうだけれど事實である。それと同じく、サーカスに連れて歩く熊が玉乘りをして上手に乘ると、熊使がポケツトへ手を入れて、嘗めさせるものがある。それを嘗めたいばかりに熊は一生懸命に玉へ乘る。あれは砂糖である。だからサーカスの熊もムシ齒だ。

このやうに文化人及び文化生活を共にして居る獸にはムシ齒が多く出來て、天然の獸及び原始人にはムシ齒が無い。元來日本人にはムシ齒が無かつた。明治の初年にアメリカから齒醫者が參つた。アメリカには齒の惡い人が非常に多くて特に齒科が發達してゐた。日本にはまだ齒醫者がゐないやうだから大いに儲かるだらうと云ふわけで横濱に開業した。所がどうも日本人には齒の惡い人が少いため商賣にならず、たうとう店をしまつて歸つてしまつたことがある。明治の初年に於て日本人はさうであつたのに、僅か百年たらずの今日になつて見ると、前述のマオリ種族と同じく九十五%疑ひ無くムシ齒を持つ國民になつた。

青森縣の弘前で、私のよく知つて居る齒科醫が、統計を取つて調べたことがある。弘前から何里距つた町には、何%と調べて見ると何里距つた處には小學校の生徒にムシ齒が何%。もう何里距つたと、都會から遠ざかる程ムシ齒の%が少い。都會に近づく程多くなつて來る。どういふ譯であるか、之をいろ〳〵研究すると結論はからなる。砂糖であるとか、飴であるとか、キヤラメルの樣な總て子供の好きさうな物には可溶性の含水炭素を多分に含んでゐる。それを食べると唾液に溶けて、齒質へ入る。もつとも齒は簡單に入らぬ樣に準備はしてある。卽ちガラスか瀬戸の樣に透明で堅いもの、所謂琺瑯質が外部にかゝつてゐる。それ故、琺瑯質のある間は絕對に浸みない、素燒の器なら、水を入れると外まで浸みるが、上藥かけた瀬戸物は、水を入れても浸み出さないのと同じである。

ところが琺瑯質は使つて居る間に時々ひゞが入る。子供の齒の嚙み合せなど見ると、大人のは耗つて平らになつてゐるが、子供のは間口に一寸隙がある。さう云ふ所から物が浸みて行き、唾液と一緒に入る。すると、唾液の中には、含水炭素を分解する醱酵素がある。之は砂糖を醱酵さして乳酸にするのである。乳酸は石灰を溶す力がある。石灰を溶して溶解性の乳酸カルシウムにする。そのため齒にあるカルシウムは、溶けて、液體になり、そこに隙間が出來る。隙間が出來ると、又餘計に含水炭素が入り込んで醱酵して乳酸になり段々大きな穴をつくる。かくてムシ齒の穴は加速度的に大きくなるのである。

ムシ歯を見ると黒く見えるが、あれは含水炭素が醱酵によつて乳酸に醱酵したその殘りの炭素がくつゝいて黒く見えるのである。從つてムシ歯は溶解性の含水炭素を食べないことによつて避けることが出來る。ムシ歯の豫防にと言つて、歯磨楊子を使ふ人がある。汚いものを綺麗にするのはいゝから使ふことを敢へてやめよといふわけではないが、しかし歯磨楊子使つてムシ歯が減つたためしはない。歯磨楊子は溶解性の含水炭素が歯のぐるりにくつ着いて居るのを洗ふので、溶解性の含水炭素を洗ふ事は出來ない。

ムシ歯の出來る第二の原因は歯莖の肉のところに不溶解性の含水炭素が沈着する。そのくつ着いたものに、やはり唾液が働き、不溶解性の含水炭素を溶かす、すると溶けたものに例の醱酵素が作用して乳酸を拵へて歯を浸す。かういふ風に外からムシ歯を拵へて行く時には、多く隣りの歯にも出來る。

歯莖の肉のところにくつゝく不溶解性の含水炭素とは所謂歯垢のことである。それで歯垢を除いて置けばこの種の經路によるムシ歯は防ぐことができる。

しかし前にも述べた通り溶解性の含水炭素は歯ブラシで洗ふことが出來ない。これは野菜の纖維の多いもの、皮の多い物を食べると自然歯の間の掃除が出來る。

次に第三の原因である。それは食べた物が血に混つて血自身が蟲歯を作る。脂肪分　肉魚、白米、糖分等體內に酸を作る性質の食物を多く攝つて、アルカリを作る性質の物や、無機質を多く含んでゐる食物を攝らない人は歯の內部から蟲歯が出來る。元來血液はアルカリ性である。然るに酸性になるべき食物を餘計食べるならば、血液のアルカリが、その酸を中和するため使はれてしまひ、血液のアルカリが低くなる。アルカリ度が低くなると、血液の働きを完全にすることが困難になるため血液は何處からかアルカリを持つて來る必要がある。何處から持つて來るかと云ふと、自分が曾つて、過剩なアルカリを貯へて置いた倉庫がある。アルカリ貯藏庫。それは骨と歯だ。骨にも歯にもカルシウムといふアルカリや、カリといふアルカリや、マグネシウムといふアルカリが澤山貯藏されてあるから、それを借りて來る。他方アルカリを補充する食物が與へられないから骨や歯の成分は溶かされる一方である。そのアルカリの必要な例としては、姙娠の場合が一番よくわかる。母體は子供にも骨や歯を作つてやらねばならぬので、お母さんの血液內のカルシウム、マグネシウム及びアルカリ類が皆子供の方に消費されてしまひ、お母さんの骨が減つて來る。骨の目方はずつと輕くなる。それと共に目に見えて歯が悪くなる。姙娠して分娩して、哺乳する間に、必ず歯の一枚や二枚は損じてしまふほどである。婦人が子供を產み、そして育てるといふのは氣の毒な氣がする。然し昔の婦人はそんなに齒を損じなかつたやうである。これとてやはり食物の關係によることが明らかだ。出來るだけ酸性になる食物をさけ、アルカリ性になる食物を食べれば此の種のムシ齒も出來ない。

以上三つの原因は、自然の生活をすれば避けることが出來る。殊に子供にムシ齒をつくらすとその子供は一生苦しむ、齒を惡くすれば胃を惡くし、色々な取り返しのつかない病氣になる。親たるものは子供に酸性食物をなるべく與へない樣に注意する責任がある。

(三) 齒槽濃漏

齒の根には肉が隙間なく確りくつついてゐてゴムの樣な彈力性を持ち隙間がないから丈夫でさへあれば微菌が入る餘地はない。それが組織が弱くなつて、滲透性體質になると黴菌が入つて來て膿を作る。そのために齒の根が浮いて、グラ〳〵して物が嚙めなくなる。齒並が揃はなくなる。他の齒並はちやんとしてゐるのに、その齒だけ浮き上るために嚙み合せが惡くなる。そして嚙む度に膿が出て、口中に惡臭を放つ樣になると、それが順々に隣りへ移つて行く、それが齒槽膿漏である。これになると若人でも齒を全部拔いて、總入齒をしなければならぬ樣なことになる。齒槽膿漏は齒科でも一番厄介なもので、齒科でも治すことが困難と言はれる。併しこれも正しき食物を取り、齒の養生を守るならば治る。

齒槽の膜が瘢痕になりくつ着いて血管が通ふ、之を瘢痕癒着と名付けるが、瘢痕癒着すると立脈に使へる齒になる、治らぬと言つて悲觀すべきではない。死なゝい以上は必す治る。

齒に於ける病氣は之位ゐのもの、あとは偶然石でも嚙んでかける。それも軟性齒であつて、硬性齒なら齒で釘を拔いてもかけない位ゐである。サーカスなんかでは齒で大きな綱を嚙んでその綱の先にはトラックへ何人か乘せて引いて見せる、之は不思議な事はない。我々の樣な弱い齒では困るけれども絶對に出來ないことではない。齒の力は非常なものである。

（四）口中の疾病

口內の疾病には口內炎と口內潰瘍がある、炎とは口中が荒れること、潰瘍と云ふのは齒の缺けた所の、とんがりが唇か頰に當ると、爛れが深く入つて來るのを潰瘍と名付ける。この二つはよく起るものである。其の外アフターとか鵞口瘡といふのがある。舌の緣《へり》や唇の內側に白い斑點が出來る。その大きさは米粒位ゐから、米粒の半分位ゐの大きさの斑點である。これは粘膜の一番上の皮一重下へ出來るのであるから拭きとれない。鵞口瘡菌といふものが入り込んで來てさうなる。その入つて來る原因はよくわからない。アフターも、鵞口瘡も似寄つたもので、色で區別される程度、然し顯微鏡で調べれば直ぐわかる。子供に乳を飲ませた後に、水を呑ませると、口中が綺麗になるから子供に水をのませるといふことは、慣らして置く方がよろしい。

よく乳を飲ませる親はあるが水を飲ませる親がないといふ諺があるが、乳兒にでも水を飲ませる習慣をつけて置く方がいゝ。水で洗ふことによつてかういふ爛れを幾分防ぐことが出來る。なほ子供が胃腸カタルを起した時等はなるべく水だけ飲ませて置くと、大體治る。子供が何處か故障のあるときはむしろ水だけ飲ませて置く方がよい。それには乳兒の時から水を飲ませるくせをつけて置くと便利である。お母さんがどうかして、お乳を飲まされない時は水をのませる。少しやせる位ゐの事はあとから取返すことが出來るけれども病氣をさせては取返しがつかない。

（五）扁桃腺炎

扁桃腺は淋巴腺である。健康な人は小さく隱れてゐるが、弱い人はこれが腫れて出て來る。

粘膜が弱くなると集つた黴菌のためにこゝが腫れる。扁桃腺には澤山の細胞があつて、黴菌が流れてくると皆こゝへひつかゝる。つまり砂漉しみたいな役目をする。黴菌が入つて來なければ關所は暇であるから小さくなつてゐる。元來扁桃腺は黴菌には侵されないやうに出來てゐるものなのである。口の中には無數の黴菌がゐるけれども口中の粘膜は決してその黴菌には侵されないのが普通である。にもかゝはらず扁桃腺が侵されるのは粘膜がよほど弱い結果である。さういふ人は淋巴體質といつて體質を改善せねばいけない。皮膚が弱くなると腋の下の淋巴腺が腫れ、呼吸器が弱いと肺門淋巴腺が腫れる。呼吸器から入つて來た黴菌は肺に入る所に淋巴腺があつて食ひ止めるやうに、口から入つて來た黴菌は扁桃腺で食ひ止める。すべて人體には關所があつて惡い黴菌を喰ひ止めるやうになつてゐる。

風邪を引いて咽喉が痛いのは單純性咽頭カタルである。これは大抵放つておいても治る。それがこぢれて進むと扁桃腺炎を起す。

扁桃腺には窪んだところがある。これを腺窩といふが、こゝに黴菌が入つて炎症を起したのを腺窩性扁桃腺炎といふ。赤く腫れて痛み、黄色な膿のやうなものが出てくる。これは粘稠《ねんちよう》であるから他へ流れないでくつゝいてゐる。丁度コルクの栓をした様に——なつてゐる。これを膿栓と稱する。

黴菌が扁桃腺へ入ると扁桃腺全體が化膿する。初めは硬いが段々軟かくなると切つて膿を出せば治る。これは實質を侵すから實質性扁桃腺、または化膿性扁桃腺といふ。

扁桃腺の重いのになると組織が軟化しボロボロになつて崩れる。崩れたところから血が出て、その血が固まつて又崩れる。これを壞疽性扁桃腺炎といつて致命症である。

扁桃腺になる人は體質を改善しなければならぬ。常に自家中毒を起してゐると、どうしても體質が弱くなる。自家中毒は別に毒を吞んで起るわけでない。かういふ人は本來弱いために用心して家族の人は出來るだけよい食物を與へようとするが、そのよい食物がとかく體內に於いて毒を作る。普通によい食物と考へられるのは動物性の蛋白質が多いが、それが間違つてゐるので、動物性蛋白質を餘計食べると消化しきれないで、分解して毒となる。その毒が體內に廻る。すると身體全體がだるく弱つてくる。それが自家中毒である。自家中毒を起した人は鼻を侵されたり、氣管を侵されたり、肺、肋膜、胃腸、そして扁桃腺も侵されることになる。同じ毒でもその人各自によつて侵される場所が異るわけである。扁桃腺を侵される人は平常からその部分の組織の抵抗力が弱い。さなきだに弱い上に自家中毒で餘計弱つてくるため、黴菌がつき易いのである。だから自家中毒さへ用心すれば身體は改善される。

(六) ヂフテリヤ

ヂフテリヤは咽喉のところに何か紙でも貼りつけたごとく薄い膜が出來る。これをヂフテリヤ義膜と稱する。假にくつゝいた膜といふ意味である。ヂフテリヤ菌は非常に有害な毒を出す黴菌である。その毒素が吸收されると、體中に熱を生じ、食慾が減退し、頭痛がする。心臟が苦しくなつて遂には心臟痲痺で斃れる。非常に危險な病氣である。

治療法としては馬から取つた血淸を注射する。血淸をつくるには先づヂフテリヤ菌を人體の體液に似寄つた狀態の液體に植ゑる。するとヂフテリヤ菌は發育して毒を出すから、その毒をとり、最初は千分の一立方糎位のものを馬に注射する。馬は熱を出すが直ぐ治るから今度は千分の二立方糎、次は段々百分の一といふ工合に何度も繰り返して遂には半立方糎位のものを注射しても平氣でゐるやうになる。即ち馬はヂフテリヤの毒素に免疫になつたのである。そこでその馬の血を取つて固めておくと、血が固つて透明な水が浸み出る。その水が血淸である。血淸は毒を中和する力を持つてゐるから、それをヂフテリヤに罹つた子供に注射してやると心臟痲痺なんか起さないですむわけだ。これを受身の免疫性または受働免疫といひ、馬のやうに自分の力で免疫になつたのを自働免疫、または能働免疫といふ。

（七）食道癌

本來食道は嚙んで食べたものが通過するだけで、あとには何も殘らないのが普通である。よく嚙んで食べさへすれば、吞み込んだりしなくても自然に流れ落ちる位ゐである。それを一寸嚙んでゴクッゴクッと吞むから、その都度食道へ物がつゝかゝる。そして食道が擴がりきらないと、そこへものが溜る。溜つたものが落ちて了ふまでにはいくらか時間がかゝる。で、大食する人などはどうしても無理をして食道を通過するので抵抗を受けがちである。餅などを急いで澤山口へ入れると、つかへて出すにも出せず吞み込むにも吞み込めないで苦しむことがある。また熱い湯などを急に吞むと燒かれる。そんな無理を重ねてゐると、こゝが爛れ、瘢痕が出來て癌になる。癌が出來ると食道は段々狹くなつて終ひには水も通らなくなる。自然餓死のやうな狀態で命をとられる。と同時に患部に出來た毒素が血液に吸收され、血液の循環が惡くなつて衰弱してしまふ。これは手術も何も出來ず手の施し樣のない病氣である。

食道は元來病氣などにかゝらぬ場所である。食道炎もなければ食道カタルといふのも聞かない。結核も黴毒もない。要するに大食を控へ、ゆつくり嚙んで食べればこの病氣にかゝりやうはないのである。強い煙草や、強いウイスキーなどを多く嗜む人にも食道癌が來る。ただもう一つ神經性の食道狹窄といふのがたまにある。これは極く神經性の人にある。癌ではないが物を吞み込むときにつかへる樣で恐ろしく痛い。それは食道が神經性に痙攣するためである。癌ではないから治る。

（八）胃の構造

食道から胃につながるところを噴門、胃が腸につながるところを幽門と稱する。幽門は消化されたものを腸に送る。少しでも粒氣のものは通さないで胃へ戻す。その作用は小さな匙で一匙づゝ腸に送つてやるやうに撰擇して、よいものは腸へ送り、惡いものは戻す。

普通食べたものが胃へ入つて幽門を通過するまでには四時間かゝる。それが咀嚼が惡いと胃に停滯して今日食べたものが明日まで殘る。食べたものがまだ殘つてゐる上へ、又食べるから段々胃が弱つて、胃カタル、胃下垂、胃擴張などゝいふ慢性胃病になる。

適度によく嚙んだ物を食べると胃は綺麗に腸へ送つて休養をとる。胃が空になると空財布の様に胃の前壁と後壁とがピタッとくつついてしまふ。空氣もなければ何もない。このとき胃は休養するのである。そして新しい物が入つて來ると勇躍活動を始める。そのとき胃はある程度ふくれてくるまでは感じないものであるが、そのうち胃へ物が入つたなと感じて來る。これを內臟感と稱する。この內臟感が起つたなら、それから先はあまり食べない様にして止めると胃が喜ぶ。內臟感をよく注意して自分の食量を調節すれば胃病にはならない筈である。

（九）胃の消化作用

胃は主として蛋白質を消化する。脂肪や含水炭素は胃ではあまり消化をうけない。生卵の白味が胃の中へ入ると固つて茹卵のやうになる。牛乳を飲んでも餅のやうに固まる。それは胃の中にある鹽酸（HCl）が蛋白質に働いて凝固させるからである。凡て蛋白質は酸に逢ふと凝固する。例へば虫のやうなものでも蛋白質であるから凝固する。凝固して死ぬるのである。黴菌も生きてゐる以上は蛋白質であるから凝固して死ぬる。かくて胃は消毒機關でもある。從つて胃が丈夫でさへあれば少々の黴菌は恐くない。

さて鹽酸で凝固した物は勿論いつまでも固形體でゐるわけでない。間もなく解かされる。ペプシンといふ消化液によつて解かされてペプトンといふものになる。これが蛋白の第一消化である。この第一消化が非常に大切なので、第一消化が完全でないと幽門をなかく通過しない。無理に通過しやうとすると胃痙攣を起したりする。またやつとのことで腸に送られても、腸の第二消化がうまく行かないで出してしまふ。これが下痢である。

（十）乳酸は大敵

第一消化が不完全なため、どうしても腸が受け取つてくれない場合は仕方がないので噴門を開いて口から吐き出させる。このとき酸つぱいものが出ることがある。それは生理的な酸もあるが外に病的な酸が出る。乳酸といふ酸である。食べた御飯がよく嚙まれないで糖化しないと御飯が胃の中で醱酵して乳酸が出來る。乳酸ができるのは胃の中に乳酸菌が生きてゐるからで、胃の中に黴菌が生きてゐるやうでは胃の消化液がよほど弱つてゐる證據であるといへる。つまり鹽酸を分泌する能力が弱つてゐるため、乳酸菌が生きてゐて食べた御飯に乳酸醱酵を起すから胃の中に乳酸が出來るのである。

乳酸が出來るときには必ず炭酸ガスを發生する。ぷく〳〵ガスを發生して胃の中がガス半分、流動體半分でがぶ〳〵と鳴る。（振水音といふ）これが慢性胃カタルである。かういふ人はまた胸が焼けて酸つぱいものが出ていやな氣持がする。これは胃酸過多症である。胃酸過多は鹽酸過多ではなく、つまり乳酸過多なのである。鹽酸が多ければ乳酸菌を殺すから乳酸は醱酵しない。

胃酸過多症は次に胃潰瘍を起す。これは胃壁が爛れ、血管が切斷せられて出血する。金盥一杯も血を吐く。出血は何度もくりかへされる。そして爛れが次第に深くなつて遂に胃壁が破れる。破れたら最後致命症である。

（十一）胃癌

胃酸過多症から胃潰瘍になり、胃壁が爛れそれが癒ると瘢痕ができる。それから癌になる。癌は外部から侵入して來るものではない。自分自身の細胞から出來るものなのである。粘膜に瘢痕が出來るとさういふ細胞がそこに出來る。（普通の生理組織内には決して癌は生じない）この細胞は身體の組織とは別な存在を保ち、中樞統制から外れてゐて血管も榮養も通はない。

恰かも糸を卷いてゐると、どうかして出來る節のやうなもので、解かうとすれば節は益々澤山出來て邪魔になるばかりで結局切り取つて了ふより仕方がなくなる。

體內の組織から外れ、別の生きものゝ如く、周圍の組織に逆られてゐる榮養物を失敬して寄生生活のやうなものを始める。そして勝手に毒を出すから始末が惡い。

（十二）十二指腸

十二指腸は自ら消化する場所ではなく、胃と腸とを媒介する關門である。これにときどき十二指腸潰瘍といふのが起る。それも破れると致命症である。

十二指腸の上方に肝臟といふ大きな臟器があり、その左方に木の葉型のやうな膵臟がある。肝臟からは膽汁、膵臟からは膵液といふ大切な消化液が出る。膵液と膽汁とは別々になつて十二指腸のところへ來て一緒になる。其の液に小腸液が加つて蛋白質の第二消化が行はれアミノ酸となる、脂肪は脂肪酸とグリセリンとなり、小腸から吸收せられ、大腸でもう一度綺麗に搾り取られてあとは殼だけを排便する。

（十三）　十二指腸カタル

胃カタルが十二指腸に及ぶと、之を十二指腸カタルと云ふ。カタルを起すと粘膜が腫れる。このカタルは輸膽管カタルと云ふものを起す。さうすると腫れて塞がる。鼻カタルを起すと鼻が塞がるのと同じである。輸膽管が塞がると膽汁が流れて來ることが出來なくなり、そこのところが一杯に膨れて來る。それが逆流して、血液の方に吸ひ込まれて、腎臟へ來て、尿から出される。從つて血液も黄色味を帶びそれが皮膚に反映して顏が眞黄色となる許りでなく眼玉まで黄色くなり、また小水が眞黄色になる。大便の方には膽汁が流れて來ないから便は灰白色、粘土色になつて出る。之をカタル性黄疸と云ふ。一番輕い黄疸で打棄つて置いても治る。食慾が無くなる。食べずに居れば治るが、食べると治らぬ。大抵急に黄色になつてあとの一週間位ゐで引いて行く。此の外に黄疸は澤山ある。肝臟から來る黄疸、外の惡い病氣から來る黄疸等がある。

（十四）　膽　石　病

膽囊の病氣にはもう一つある。膽石といつて肝囊に石が出來る。ひどく痛む、刺される様な切られる様な感じで冷汗をかき息をつめて苦しむ。注射しなければゐても立つてもゐられない。これ位ゐ痛むものは他に一寸ない。痛みが重つてゐるうちに膿を持つ。其の膿が腹腔に破れたら致命症である。膽石で死ぬのはその爲である。

どうして膽石など出來るか、液體の入つて居る場所に石の出來る譯はないといふが、これは液體濃厚といつて、液體が濃厚になればその含有物が沈澱する。いつの間にか沈澱して溜つたものが固つて石の様になつたものである。

それでは何故液體濃厚になつたか。それは濃厚な食物を好む人に出來る。淡白な食物を食べる人には出來ない。支那料理、西洋料理、刺身、天ぷらなどを始終食べてゐると遂に膽汁までも濃厚になる。

同じものが膀胱內に出來ると、膀胱結石、腎臟內に出來ると腎臟結石。皆な液體のあるべき場所に固形體が出來る。併しこゝで先に述べた活動性の類脂體が働いてゐると、かういふものを皆解かして行く、活動性の類脂體は固形體を液狀にする働きがある。が、如何せん、御馳走食べてゐる人には活動性の類脂體は入つて行かない。かういふ石の出來た人でも早く菜食にして生きた食物、淡白な食物を食べると、石が大きくならず、幾分粉になつて落ちるか、解かされるかして治る。

のみならず液體濃厚になると血液まで濃厚になつて粘りが强くなる。さうなると、小さな血管を通ることが困難になり、自づと心臟が强い力で搏たねばならぬから血壓が亢進する。菜食して玄米食にすれば血壓が下つて樂に通る樣になる。腦溢血も起さぬですむ。十二指腸には外に結核も無ければ、十二指腸黴毒も無い。

それから下は、食物をすべて消化する場所で、その消化も、胃の第一消化がよくなつて來なければ、腸の第二消化は完全に行かない。食物の嚙み方が惡いと、胃の第一消化は惡くなる。從つて腸の第二消化も惡くなる。凡て連關を持つてゐるわけである。因果の律を離れたものは一つもない。食物の選び方、分量、嚙み方、それが因果を持つて全身に働き一生を病氣に終らすか無病にするかと云ふ岐れ道になる。難しい樣でその實は至極簡單である。天に順ふものは榮え、天に逆らふものは亡ぶ。如何に食ふべきやも定まつて居る。張り裂けるだけ食ふのは惡い。惡い物を食べると餘計食はざるを得ない。惡い物の中には必要な養分が少いから澤山食はねばならぬ。そのために病氣が起る。殉に因果である。

（十五） 小腸カタル

小腸には小腸カタルと云ふ病氣がある。また潰瘍が出來る。これも生理的の食物を攝つてゐれば腸には少しの病氣もない。元來腸には黴菌が一ぱい入つて居る。しかし腸にゐる黴菌は生理的黴菌であるから害にならない。害にならないばかりか有用な役目をする。外から入る黴菌は、胃で消毒する。たゞ胃が惡いと口から入つた病毒菌が胃で殺されないで腸を侵す。腸チブス菌とか赤痢菌とか皆口から入つて來る。小腸を侵すのが赤痢、大腸を侵すのが腸チブスである。腸チブス、赤痢は日本の傳染病で一番多い。何故日本人はこんなに傳染病に罹るのだらうと外國人は驚いてゐる。之は傳染病の章で述べるとして、兎に角日本人の八十％は胃病を持つてゐる。白米食が萬惡の本である。

（十六） 盲腸炎

盲腸は、一つの袋になつてゐて所謂盲目道と言つた樣につまつてしまつてをるから盲腸と云ふ。そこにペラ〱下つてゐるものを名付けて、蟲樣突起といふ。突起といふと、上へ突き立つてゐるやうに聞えるから之を蟲様垂とも呼ぶ。

盲腸と蟲様垂との間にはちやんと瓣があつて、腸から來たものが蟲様垂に入り得ないやうになつてゐる。こゝから或る分泌液が出る。その液はそこの瓣を通つて上へ出る。之は內分泌液の一つである。唾液などは外へ分泌するが、之は內の方へ分泌する。かういふ大切な場所が、盲腸にくつゝいてゐる。普通、盲腸炎といふのは、この蟲様突起炎のことで、こゝに黴菌が入る。入るべからざる場所だが奥の奥のこんなところまで入る。そして化膿を起す。これが破れたら致命症。小さな小指の半分位ゐなものだが破れると致命症である。そのときは手術をして切つてとれば治る。然し大切なところであるから、取つていゝと云ふことはない。

アメリカあたりでは盲腸炎が非常に多い。肉食をし、砂糖を餘計食ふからである。日本では昔は今日の如く多くなかつた。玄米食、菜食人は盲腸炎にはならない。消化殘りの食物は皆盲腸に集められ、それが黴菌の作用によつてこゝで消化される。盲腸は丁度人間の體の納屋の様なもので、そこへごみくたを入れて置いて、黴菌で消化して貰ふ場所であるから傷み易い。肉食をして御馳走を食べると腸が弛緩して運び出す能力を失ふから悪いものがこゝにたまる。そしてカタルを起すのが盲腸炎である。

（十七）大腸カタル

大腸カタルと小腸カタルとどう異ふか。小腸カタルは消化不良の病氣であるが大腸カタルは水が吸收されないために起るのである。從つて水つぽい物が出て來る。其の中に又粘液が混つてゐるのが、大腸カタルの特徴である。粘液が出るのは黴菌を奥へ入れないためである。又便の中にある毒を粘液が包んで細胞や組織に毒を吸收させないやうにする。粘液が出ると大變だと云ふが、それはむしろ有難いことで、之がために黴菌の侵入や中毒をまぬかれたと思はなければならない。

大腸には又痛が出來る。腸潰瘍、腸癌が出來る、これは胃癌と同じことで、たゞれた場所に瘢痕が出來て癌になる。

（十八）直腸、痔疾

直腸は唯だ送り出す場所である。こゝのお終ひには、括約筋といふものがあつて、こゝまで便が來ても自然には容易に出さない。出さうと思ふ意識で弛めて便を出す、嚙み出すことも、噛むことを意識でするのである。噛むことが意識であつてみれば、それにつとめれば人間の體には病氣は無いことになる。人力を盡して天命を俟つとはこのことで、今更ながらよく出來てゐると思ふ。

次に直腸には痔といふ病氣が起る。外に出來るのは外痔、內へ出來るのは內痔、內痔は便通の時に邪魔になる、便が出る時に押出されるから、そこの所が割けて出血する、外痔の方は便通の方には邪魔にならぬが馬に乘つたり歩いたり腰かけたり、いろ〳〵作業をするのに邪魔になる。

どうしてそんなものが出來るかといふと、便が長くこゝへ溜つて居つたために、腸の血管が皆壓迫され、血のめぐりが惡くなつて血が上へ行かないために血が溜つて血管が大きくなる。それが集まり集まつて痔になる。痔が出血しやすいのもこのためである。遂にこゝに慢性炎が起つてコチ〳〵固くなつてしまふ。なか〳〵治り惡い。それを治すのにはこゝへものを溜めて置かなければいゝ、何時でも緩やかにしてこゝの血管を充分通りよくして、血の廻りがよくなる樣にして置けば、自然に小さくなる。さうすると血も出なければ痛みもなく、便通もよくなる。それは食物の關係で正しい食物を攝つてをれば便通もよく、痔も治る、それからもう一つ悪い病氣がある、これは脫肛痔といふ病氣、之は長く便通が滯つて便通に苦しむと、そこへ腸が押し出されてブラ下つて來る、揉み上げると、一時は上るがまた下る。

私は若い時これに罹つた。牛込から本鄕の帝大まで通ふ時等は隨分難儀したもので、友人が切つてやると言つたが、たうとう手術受けないで食物できれいになほつた。すべてのものは緩むから伸びる、組織が強くなれば上る。

次に痔瘻といふのがある。痛んで腫れて破れる、破れて穴があくと、どうしても塞がらない、平生そこへ薄いかさぶたが出來て止つてをるが、また別のところへ一寸出て來る。蟻の穴みたいなもので、之は結核性で、多くは十年も十五年も治らないことがある。然し致命症ではないから恐れる必要はない、何年經つたつて命は大丈夫で體質を改造して行きさへすれば淺くなつて來る。そのうちに治る、やはり食物の關係で明かに治る。之を手術して除いてもそこへまた結核菌が殘る、又それが穴になる、これは手術でなく養生によつて治すべきものであると思ふ。もう一つは痔裂(裂痔)といふ病氣がある。之は便秘をして固つたものが出る時に肛門を破る、まるで電氣にうたれた樣に痛む、その痛さを思ふだけで便所へ行くのが億劫になるので益々固い便に傷められる。これも食物の關係で治る。痛みのひどい時はその間だけは便の餘計出來ない葛湯、重湯の様なものとかお茶、水をのんでゐれば大體一週間位で治る。

第九章　人體寄生蟲の話

（一）國賊の十二指腸蟲を退治せよ

腸の寄生蟲の中で、一番注意を要するものは、十二指腸蟲である。之は主に十二指腸に附くが、それより下の腸の方にも附く。この蟲はお腹の中で殖えるのではないから、新たに入らなければ次第に死滅するか、或は便と共に出たりして減つて行くものである。

その減つて行く前に、人體がひどい貧血を起す。血が少くなり、眞靑に透き通る樣になつて抵抗力が弱くなる。

この蟲の卵はお腹の中では孵化しない、先づ便と共に外へ出て淡水卽ち雨水とか河の水とかに入り、そこで孵化して小さな蟲になる。その蟲がまた人間を新しく侵す。その多くは人間の皮膚から入る。例へばさら云ふ蟲の、蛔蟲の泳いで居る河を渡つたり又は蛔蟲のゐる畠や田で働くとき、手の指の股、或は足の指の股など、皮の柔かい所から喰ひ破つて入る。まことに小さな柔かな蟲（顯微鏡的な小さな蟲）であるけれども、喰ひ破つて入る。

扨て人體に入つた此の蟲は體の中を喰ひ破つてどこへでも歩くのである。遂には呼吸器の肺臟に達し、そこで暫く休んで居る間に一人前の成蟲になる。この成蟲は肺から氣管をずうつと上つて、喉頭の所へ來る。すると再び飲食物と共に呑み下され胃に入り腸に行つて、吸盤で吸ひ着いて血を吸ふのである。吸盤で粘膜にピタッと吸ひ着く幾本かの鈎で喰ひついて居る。之が段々體の三分の一も腸の中へ喰ひ込んでブラ下つて居る。そこから血が出る。また成蟲は毒を分泌し、その毒が吸收されて全身の血液を害する。

貧血は二種の原因から、卽ち出血と血液が毒に侵されるために起るのである。

之はなかなか驅蟲法は難しい。素人療治は困難である。一週間位病院へでも入つて絕食でお腹を空にして藥を飲むと遂には檢便で一個の卵も無くなつてしまふ。完全に驅蟲して一匹も殘さず、皆追出さなければならぬ。僅か二、三匹くつついてゐることもあるし、又五百匹もくつ附いてゐることもある。それを全部なくするまで驅蟲しなければならぬ。然らば豫防法がないかといふとそれはある。何ういふ水には、この蟲がゐるかどうかを知ることも必要だが、そればかりではない。人間の體が健康であれば病といふものは無いのである。この蟲と雖ども皮膚から入つて來て肺臟を破つて來るが、結局必ず一度は胃を通る。もし健全な胃であるならば胃には鹽酸が出るから、その鹽酸によつて皆殺されてしまふ。蟲が丁度煮られた樣な形になる。元來半透明な灰白色の蟲が眞白に卵の白味を茹でた樣になつてしまふ。つまり胃が健康であつて食物の攝取が適當であるならばこんな寄生蟲は恐ろしくないのである。

(二) 蛔《クワイ》虫

蛔蟲はよく子供などにゐる。この蟲は大きいみみず型をした蟲で大抵御存じと思ふ。この卵も無數である。非常に澤山の卵が出來て僅かマッチの棒で一寸取つただけ位の便の中に、何百と居る。

この卵も矢張人間の腹の中では孵化しない。便と共に出て淡水で孵化する。

しかし之は十二指腸蟲の樣に、孵化すると殼を出て人の皮膚から喰ひ入るといふ行き方でなく卵の殼の中に入つてゐる場合が多い。卵の殼の中でグル〱動いてゐる。從つて人間の皮膚から入ることは出來ず、飲料水と一緒に、或は野菜と一緒に呑み込まれる。もつとも殼を出てゐる場合もある。さういふのは皮膚からも入り得る。皮膚から入つたものならば、肺臓へ行き、卵の殻のまゝ呑み込まれたものは、お腹の中で殻を出て、それから胃や腸を食ひ破つて肺に來る。そこで成熟して喉頭まで來て食物と共に嚥み込まれて、もう一遍胃に入る順序をとる。御念の入つたことに、二度も胃を通過する。それだけに胃で鹽酸の爲に殺される可能性が多いわけだが、胃の弱い子供だと死を免かれた蟲が腸に行つて大きくなる。そして鼻や口から出たり、下の方に落ちて行つたり、いろ〳〵害を受ける。

之も多い時には五、六十匹も束になつてゐる時がある。さう云ふ時には胃腸の工合が悪くつて反射的に痙攣を起す。引きつけて蟲が起きたと昔は言つた。いづれにしても神經質になつて夜泣きしたり、どこか顏の邊が痒くつて搔いてみたり、皮膚が痒くなつたりする。さうして機嫌が悪くなつて子供らしく元氣に遊ばなくなる。また胃腸の加減が悪い。

かうしたときには蟲ではないかと考へて、驅蟲劑を用ひる。サンドニンと言つた様なもの(之は今無いかも知れない)それからマクニンといふもの、之は海藻の種類から取つたものである。極く最近まで子供たちは、一ケ月に一度づゝ必ず蟲下しの藥を飲まされたものである。それはどういふことかといふと、蟲が大きくなるまでには可成長い月日が經つので、月に一度でも飲ませると蟲が小さなうちに死んで下る。大きくなるとなか〳〵藥位で下らない。

之等の蟲を徹底的に日本から無くす方法を考へてみよう。

元來我日本は農の國でありどうしても肥料に親しむことはやむを得ない。しからば六十％農民である所の日本が、この寄生蟲を無くする方法はどうか?、水洗便所にして便を流して了へばいゝけれども、大變な不經濟である。第一そんなことをしたら農業國日本は保てない。折角の肥料を水洗便所で皆海へ流したのでは農業が成立つ道理がない。我々は完全食を攝取して完全肥料を作り、之を田や畠に返して再び完全食を田や畠から貰ふ。その循環の繋がりを斷ち切つたのでは、土地は瘠せて段々枯野原になる。全く恐しいことである。ところがちやんと肥料を土地に返し循環させて、而も寄生蟲を無くする方法がある。肥料を取り集めて二週間乃至三週間、肥溜に溜めて置くとよい。すると盡く寄生蟲の卵は黴菌のために死滅する。ところで便の中には寄生蟲があつて尿の中にはない。もし便を尿と混ぜないで便だけを淡水の中へ入れて置くと卵のあらん限り孵化する。便と尿とを一緒にして溜に入れて置くことが必要なのである。

昔はちやんとこれをやつてゐた、田圃や畠の隅には必ず藁で屋根を葺いた大きな桶をいけ、汲んで來た下肥を皆あけて溜めたものである。今もさうして使ふならば何のことはないのに、今日農家では、しば〳〵生肥のまゝを使ふ。さうすると野菜の色が鮮かになるといふ様な迷信から生肥を使ふやうである。そのため農民自身が寄生蟲にかゝる。それが種々の經路を辿つて一般人にも傳播することになるのである。

（三）條蟲

この外に眞田蟲卽ち條蟲といふのがある。これは魚肉卽ち鮭、鱒といふやうな魚を生で、或は生煮で食べたりすると來る。

この蟲は、これらの魚の肉の中に、中間寄生して居る。これが人間の體へ入つて初めて卵を產んで殖える。人體の中に澤山產んだその卵は、海へ行つて鱒とか鮭とかにつき、また人間が鮭、鱒を食べるといふ風に循環する。鮭、鱒は中間の宿であり、人間は本宿主といふわけだ。この條蟲はなか〳〵驅除は難しい。頭は顯微鏡的で小さく頸は細い。絹素より細い頸があつて、それから段々と太くなつて眞田紐のやうになつてゐる。この部分には節があり、節は一節二節づゝ切れる。切れたものが便と一緒に出る。そこで眞田蟲が居るなと氣が付く。それが混つて來るといふと腸の工合が惡くなるとか腰が痛むとか體の工合が惡くなるので、寸白《すばく》が起つたといふ。一寸位づゝ切れて出るから疝氣、寸白といつた。腰が痛む、神經質になつて安眠を妨げられたり、榮養が惡くなつたり、時には貧血する人もある。これは蟲下しをかけても途中で切れたら駄目で、頭が殘ると又元の通り大きくなる。

日本にゐる蟲は頭が長く、長い吸盤で吸ひ着く。鈎は無い。之を裂頭條蟲と唱へる。外國にあるのは家畜の肉に中間宿を求めて居る。それは頭が丸くつて吸盤が二つある頭に鈎がついて、それで引つかけて吸盤で吸ひ着く。これを有鈎條蟲といふ。無鈎條蟲といふのも外國にある。これは頭が四角で吸盤がついてゐる。いづれも眞田蟲科の中へ入つてゐる。これを驅除するには個人々々が生魚を食べないことである。

そもそも日本人が生魚を食べる習慣は、死んだ白米の補助にせめて生々した新しい生魚が食べたいといふ要求から起るのである。ところが玄米食によつて胃腸が丈夫になれば、萬一條蟲が刺身と一緒に胃へ入り込んでも刺身が胃の中で鹽酸で煮られたと同じ結果になる樣にこの蟲も同時に煮られたやうになつて死滅するのである。

一體條蟲の卵は人體の中で殖えるが動物の體の中では殖えない。從つて人體からこの蟲を驅逐することに成功すれば、やがてこの蟲は人間に關係の無い蟲となり終るのである。そこまで努力しなければならない。外國人もやはり牛肉や豚肉をいろ〳〵な料理で生で食べる。日本人は肉を生で食ふといふと顏をしかめるけれども、西洋人は日本人が魚を生で食ふのを驚く。

文明人は古い貯へた食物を多く食べるために生の物が欲しいのも無理はない。

生肉や生魚を喰べさへしなければ條蟲は人生と沒交際になるのだ。それにはどうするか、玄米食に限る。藥の力によつて條蟲を、それから十二指腸、蛔虫を皆無くしてしまはうと思つても駄目で何の效果もない。

この外肺臟に寄生する肺ヂストマ、或は肝臟に寄生する肝臟ヂストマといふのがある。肝臟ヂストマは淡水の生魚を生で食べることによつて起る。肺に來るヂストマは蟹、海蟹でなく澤蟹、淡水の蟹等に中間寄生をしてをる。それを生燒にして食べたりすると肺ヂストマに罹るのである。

第十章　呼吸器の話

（一）鼻腔の構造――蓄膿症

人間の身體はもともと一つの細胞から出來てゐるもので、實に巧妙精緻を極めてゐる。

先づ鼻から說いてみると、鼻には前鼻と後鼻とがある。又後鼻と口との境には軟口蓋の奥にヘラ〳〵したものが下つてゐる。（懸揚垂と云ふ）これは物を呑み込む時には鼻との通路を押へて鼻へ流れて來ない様になる。そして話をする時には開く。又空氣が喉頭に入る所に聲帶といふ空氣の出入りする隙間がある。これに軟骨の蓋が被つてピタッと蓋したり開いたりする。物を呑む時は蓋するから、物が食道の方へ入つて行く。話をする時には會厭軟骨が開いて空氣が出る。呼吸する時にはこれが開いて空氣が入る。實にうまく出來てゐるといふ外はない。

前鼻には鼻毛があつて呼吸する時に大きな物が飛び込まぬ様に防いで居る。蚊だの蠅だのが吸ひ込まれて行つちやあ困るから、鼻毛で防ぐ、塵も鼻毛で漉す。汽車旅行などすると眞黑なものが出て來るのはこの故である。

鼻腔は左右に分れ眞中に中隔がある、この中隔の上方に擴がつてゐる神經は嗅覺を掌つてゐるのである。

鼻の中は決して平坦直通ではない。ちよつと迷路のやうになつてゐる。貝殼みたいなものが左右に三つづゝある、これは甲介と稱するものであるが、これは軟骨から出來てゐて粘膜で覆はれてゐる。濕つてをつて溫かい。從つて冷たい空氣を吸ふのにも鼻から吸ふと、之れで溫められる。乾燥した空氣を吸つてもこゝで濕らされる。鼻カタルを起すと之が腫れて鼻道が狹くなる。これを鼻道狹窄と稱する。慢性鼻カタルの時には、鼻がつまつて氣持が惡い。それでコカイン或はアドレナリン等によつて一時血管を收縮させ、道を廣くしてアアいゝ氣持だ、鼻が通る樣になつたと云ふのである。

鼻にはまだ附屬物がある。副鼻腔は粘膜に覆はれてゐる。こゝは濕つてはゐるが空虛であつて、空氣が入つてゐる。これは音響の共鳴器になつてゐる。こゝにカタルが起ると聲が變る、副鼻腔カタルになり、水が溜る。それが鼻水となる。時々鼻水が落ちて來るのは、この穴から出た水である。さうしてゐるうちに黴菌が入つて化膿を起す。それが慢性になると蓄膿症になる。つまり副鼻腔の蓄膿症である。之が今日非常に多い。鼻が悪いといふ人は大抵蓄膿症だといつて差支へない。膿が溜つて始終出て來る。鼻の醫者は、副鼻腔に針を通して膿を出すが、なかなか簡單には療らない。

蓄膿症にならない用心は、風邪を引かないこと、引いても二度續けて引かないことである。最初のカタルは必ず治ることになつてゐるから、折角治りかゝつたものを二度目の風邪を引き返すといけない。

次に鼻の奥の方に行くと神經の末端がそこへ來て居て、臭を嗅ぎ分ける嗅覺神經がある。慢性鼻カタルになると、臭を嗅ぐ感じがなくなる。遂には一生の間御馳走の味が二割も三割も減らされてしまふ。

(二) 鼻から中耳炎へ

鼻の病氣はしばしば中耳炎を起すことがある。鼻をかむにも注意しなければならぬ。鼻をかむ時、兩方一緒にかむと鼻腔内の汚い物が空氣の壓力で中耳内に入つて中耳炎を起すことがあるから片一方塞いでかむとよろしい。

中耳炎はすてゝおくと鼓膜が破れるから、その前に切るとよい。切つた口は又塞がるが、自然に穴の明いたものは一生塞がらない。

中耳炎から、また乳嘴突起炎を起すことがある。乳嘴突起は耳の後にあり、脳に近いから脳膜炎を起す惧れがある。鼻から中耳炎、それから乳嘴突起炎、それから脳膜炎といふ風に、病氣といふものは聯關をもつてゐる。

(三) 鼻の疾患いろ〳〵

鼻の奥、軟口蓋の上側に腺様増殖といふものがある。淋巴腺の小なるものが澤山かたまつてそれが炎症を起すことがある。これも切り取れば癒る。鼻茸が出來ることがある。之れも除いてしまふだけで癒る。蓄膿症の膿も黴菌の種類によつて、腐敗が起る。それを敗膿と唱へる。さうなると自分自ら自分の鼻の臭みに閉口する。人と話をするのも失禮なことになる。

もう一つの病氣は鼻のヂフテリー、之は咽頭のヂフテリーと同じくヂフテリー菌が鼻へ附く。この病氣になると鼻腔の赤い粘膜の上に灰白色の膜が張り、曇りガラスを透して見る様な色になる。この病氣は幼兒に多く且つ危險なものである。

それから黴毒が第三期頃になると鼻へ來る。ゴムの樣な彈力を持つたおできが鼻の軟骨のところや、骨のところへ出來、遂に腐つてとれる。さうすると鼻が無い人になる。それを鞍狀鼻といふ。また鼻と口蓋とに穴が明いてつながつてしまふ事がある。さうするとものいふのに鼻に通つて所謂鼻聲音となる。そして物を吞み込む時には、鼻へ流れて來る。尙鼻には稀れに結核も出來る。

（四）聲帶の話

咽頭のことは食道のところで既に述べたから省略するが、喉頭には二本の強い靱帶の筋が張つてゐる。之が聲帶であつて、張りと開きとで聲を調節していろ〱な聲を出す。

聲帶には強い聲帶（眞聲帶）と軟かな肉の聲帶（假聲帶）とがある。普通我々は眞聲帶を使つて話をする。聲帶の附近に散蓮華《ちりれんげ》の樣な會厭軟骨がある。そのつけ根のところが、よく結核などに侵される。さうすると物を吞み込む時、ピタッと喉頭に蓋するのに蝶番《てふつがひ》のところが痛むので苦しい。會厭軟骨は大事なもので、これが無いと咽《むせ》て仕方がない。

そして物が氣管の中へ入つて肺炎を起す惧れがあつたりする。

（五）喉頭結核

喉頭カタルといふのは、無理に聲を使ふ人とか、食物の正しくない人などがよく起す。聲が嗄れて遂には聲がちつとも出なくなる。併しこれ位のことは、命に關係ないことであつて、恐ろしいのは喉頭結核と喉頭癌だ。いづれも致命症である。どうして喉頭結核になるかといふと、十年も前から、肺とか肋膜に結核菌を持つてゐた人が、毎日何回となく痰が出る度に喉頭を無數の結核菌が通る。實はなか〳〵丈夫な場所で容易に侵されない。何年も斷乎として侵されず、よく守つて來た所の組織であるが、いよ〳〵結核の末期になると遂に侵される。侵さるべきものではないのが、たうとう侵される様になるのは抵抗力が衰へたからである。喉又は口腔へ出て來た結核菌を食物や飲物と一緒に呑み込む。ところが腸も容易に侵されないでゐたが、末期になるとその腸も侵され遂に喉頭結核、腸結核、腎臟結核と全身の結核になる。してみると、體の抵抗力さへ強くして置けば結核菌など恐れるに足らないわけである。前に痔瘻のところでも述べたが、あれも結核である。併し何も恐ろしいことはない。結核菌はどこにでもザラにゐるのであつて、抵抗力を強くしさへすれば宜しい。

（六）喉頭癌

それから喉頭に癌が來る。癌は、強い酒を飲んだり、強い卷煙草を喫む人、其の他特殊の刺戟物を好む人は、そこに瘢痕が出來て、それが癌になる。瘢痕の無いところには癌は無い。從つて組織に瘢痕の出來ない注意をすればよい。

（七）氣管支カタル

氣管は病氣は少ない所である。たゞ氣管カタルがある。併し氣管カタルといふ診斷は醫者も滅多につけない。患者自身は非常に苦しい病氣である。どんな風になるかといふと咽《むせ》ぶ樣に咳が出て、出始めると一時間も二時間も止まらない。別に濃い痰も出ない。まるで水の樣な、鹽辛い、稀薄透明の液體がヒユッ〱と出て來る。この水が氣管から分泌されタラ〱と下へ流れ落ちる時に反射的にハ、ハと咽《むせ》て出る。熱もないし通じもよくある。外に變つたことはないが、風邪引いてから、咳が一二ヶ月止まらないで苦しむといつた人はよくあると思ふ。それは氣管カタルである。これは咳止の藥を飲んでも治らない。食を正しくして抵抗力を養へば棄てゝおいても治る。

その外、氣管には別に氣管癌も無ければ黴毒も無く結核も無い。氣管の中を結核菌はどれ位出入して居るかわからないが、結核菌には侵されない。氣管支や肺、肋膜にも結核があるけれども氣管だけは餘程抵抗力の强いところである。

氣管支といふところは非常に侵され易い。氣管支は肺の入口であつて、肺を惡くしない樣にすべての害を氣管支で引受けるといふ組織になつてゐる。黴菌が入つて肺を侵さうとすると氣管支のところには淋巴腺が澤山あつて、大體こゝで喰ひ止めるのである。之れを肺門淋巴腺と稱する。この淋巴腺があるからこそいゝのである。弱い人はそれで押へて貰はなければならない。肺門淋巴腺が脹れて大變だといふのが、實はそのお蔭で助けられて居るのである。

之は時に化膿すると不定の熱が出る。どこから熱が出るか、醫者が診たつて判らない。どこにも原因は無い、氣管支淋巴腺でも腫れて居るのだらう。エツキス光線でもかけて見ようといふことになる。然し之は必ず治る。

子供の場合だと毛細氣管支カタルを起すと非常に危險であるけれども、大人なればその心配はない。たゞ抵抗力さへ養へばよい。

抵抗力を強くするといふことは、萬病豫防の本である。それには正しい食物を攝る事、太陽の光線にあたる事、よい空氣を吸ふ事、運動をよくする事、皮膚を強くする事、等が完全に出來れば、體全體が健全になる譯なのである。

（八）　肺は瓦斯交換所

肺は早く言へば瓦斯交換の場所で、悪い瓦斯を出して良い瓦斯を入れるところである。毛細氣管支の尖端は細かい薄い袋になつてゐて肺胞と名付けられてゐる。これは顯微鏡的なものであるが、この肺胞には胸廓の筋肉作用で空氣が入るのである。そしてその周圍には網の目の様になつた血管があるが、血液と空氣とは二枚の膜、卽ち一つは肺胞の膜、一つは血管の膜と、二枚の膜で隔てられてをり、從つて、血液は決して肺臟へ出てくることはない。

肺臟の血管の中には炭酸瓦斯が多く、空氣の中には酸素が多い、つまり酸素が入つて來て炭酸瓦斯が出ていくと云ふ具合に、この膜を通して瓦斯交換をするのであるが、すべて、澤山ある方が少い方に押して行くのが、瓦斯の原則となつてゐるため、血液の中にある澤山の炭酸瓦斯は、膜二枚を通して肺胞の方へ押して行く、すると肺胞の中には酸素が澤山あるから、押して血液の中に入る。血球の中には血色素と云ふものがあつて、この色は厚い層になると赤色になり、薄い層になると黄色になるものであるが、この血色素に酸素が結び付き本當の赤色を呈するのである。かくして赤い色を持つた血球が體內を循環して組織の方へ行き、組織內に多量に含まれてゐる炭酸瓦斯と、今取りたての酸素とが交換されることになるのである。そして今度は、血色素は炭酸瓦斯を含み、青紫色の血液になつて歸つて來る。(血液は炭酸瓦斯を吸ふと青紫色になり、酸素と結びつくと赤色になる)その炭酸瓦斯を肺胞の方に出し、肺胞から酸素を貰ひ、赤い色になつて、再び全身を廻る。これが瓦斯交換であつて、この交換の度每に肺臟は收縮し、その收縮のために肺胞に來た炭酸瓦斯が鼻から空中に吐き出され、酸素の多い空氣を吸ふ。だから人混みの場所には炭酸瓦斯が多いといふことになる。

ところが炭酸瓦斯は植物の葉に吸はれるが、植物の葉はアルカリ性であるから炭酸を吸ひ、攝取した炭酸瓦斯から炭素だけを自分の體に蓄へ、酸素を外へ出す。その出した酸素を吸つて人間が生存してゐる。つまり植物と人間とは、このやうに、ちやんと瓦斯交換をやつてゐるのである。

當然のことではあるが、人類の增加に伴つて、建築、燃料、パルプ等の材料を植物に仰ぐ關係から、植物は甚だしく損はれる。さうなると人間の吐き出す炭酸瓦斯を吸つて、酸素にしてくれる植物が尠くなるから、人類の生存に適しなくなり、再び人類は衰滅への傾向を辿り、空中に炭酸瓦斯が多くなる。そこで今度は植物の繁茂が盛んになつて植物の世界になり、之亦お互に消長の徑路を繰り返してゐる。

石炭は、昔植物の多かつた時の殘り物であるが、地下に埋つてゐる間は、空氣中に酸素が多く炭酸瓦斯が少い。そこで人間が繁殖する。繁殖すると石炭を掘つて焚く。焚くと地中の炭素は空中に放出され、空中に炭酸瓦斯が多くなつてくる。掘りつくし、焚いてしまふと、人間の方が又尠くなつて植物の方の世界になる。植物が餘り多くなると、石炭になつて地下に埋れてしまふ。このやうに常に反復してゐるのであつて全くすべてのことは循環であり、肺臟一つを例にとつて見ても、宇宙の全體が自ら解るやうな氣がするのである。

（九）急性肺炎

一體、黴菌は人體のどこを侵すかといふと、黴菌によつて違ふことは勿論であるが、結核菌は間質、即ち血管と肺胞との間の處を侵し、人體の抵抗力の弱まつた時に、肺胞の中に入り込むのである。肺炎の黴菌は玉の様な丸い黴菌で、これは多くは肺胞の内部を侵し、後になつて間質へ入る。結核菌は間質へ先に來て、後で肺胞へ來る。

先づ急性肺炎について述べてみる。これは肺炎菌に侵されるのであつて、肺炎菌には、二種類も三種類もあるが、そのうち最も多く見出されるものは、玉のやうな丸い菌が必ず二つ、くつゝいてゐるので肺炎双球菌、或は肺炎菌と呼ばれてゐるものである。

この黴菌は、肺炎の患者ばかりでなく、健康者の咽喉にも附いてゐて、その人の肺の抵抗力が衰へた時――どういふ時に抵抗力が衰へるかと云へば、腸の中に出來た毒が血液の中に混つて體内を廻り、血管や肺胞や、諸所を侵すためである――咽喉についてゐる黴菌が何時の間にか移つて行つて遂に肺胞の中まで來る。中に入つても、健康體ならば、之を撥ねつけて發育させず、外へ出してしまふのであるが、抵抗力が衰へてゐると、菌は充分に發育し菌から又毒を出し肺胞を侵し、その結果、肺胞はボロ〳〵になつて穴が開き、そこから毒が漏れて血管を破壞する。血管壁が弱くなると、血管の中から液體が浸み出てくる。この液體は纖維素といふもので、これは血管の外へ出れば、すぐ凝固する性質をもつてをり、凝固したものが即ち纖維である。この纖維が肺胞の中に充滿すると、そこへは空氣が入らなくなり、そこに病的症狀が現れてくる。これがよくならうとする時には痰になつて外へ出されてしまふのであるが、この痰は非常に濃厚な固まつたもので、纖維素性喀痰と呼ばれ、肺炎の特徵である。またこの痰は褐色を帶びてゐるのが常で、これは何故かといふに、纖維素と一緒に血液も交り、暫く肺の中に入つて居る間に、赤い色が段々變化して鏽《サビ》色になつてそれが出るので、鏽《サビ》色痰と名付けられ鐵錆が混つた樣な濃厚な痰である。

そのうち黴菌も外に出され、菌から出來た毒も薄れてくる。それに病氣で食物、殊に魚や肉は食べられないから、自然お腹の中のものは全部便になつて排泄され毒が無くなる。そのうちに修繕が出來るし再び元の健康體に還るといふことになる。

それでは、治らぬ時はどうなるか？　さういふ時はこの毒が非常に澤山出る。それが血管に入り心臟を侵して心臟痲痺を起す。肺炎の人が死ぬのは、肺炎だけで死ぬのではなくて黴菌の毒によつて心臟痲痺を起すからである。何故、肺炎で死なないかといふと、それは肺の侵し方を考へるとよくわかるので、肺といふものは、左右二つに分れてをり、更に左は二つ、右は三つにそれ〴〵分れ、これを肺葉といふのであるが、急性肺炎は、この肺葉の一つを侵すだけであつて、全體を侵すのではない。

肺には、大葉と小葉とがあつて大葉は五つある。大葉性肺炎といふのは、一つの大葉全體が侵されるのであるが、しかしそれが侵されても、まだ四つの大葉が殘つて居る。大體肺臟といふものは、充分用意をして、實際の必要より大きく拵へられてあるので、三分の一や四分の一が侵されても何ともないので、それが直ちに生命を奪ふことになる譯ではない。

次に症狀は、急性肺炎の名の示すやうに、極めて急に起るもので、健康で、午前中は元氣で働いてゐた人が、晝過ぎから何だか寒氣がすると言つて——之を惡寒と云ふ——床に就く、夜具を澤山かけても、湯たんぽを入れても、寒さは募る一方で、遂には慄へが起きてくる。これを惡寒戰慄といつて大凡三十分から一時間位續くが、それがをさまると、急にほてつて來て顏が熱くなる。初めは青い顏をして、唇が紫色になり皮膚に粟立ちして、ガタ〳〵と慄へてゐたのが、今度は赤くなつて三十九度、四十度以上の熱が出る。かういふ風に、急激に起るが、その代り、囘復も速いのが普通である。

こゝではつきり知つて置かねばならぬことは、この病氣は、黴菌の入つたことに依つて始まるわけでなく、黴菌の中毒が稍ひどくなつた時が始まりであるといふことである。又その前に潜伏期があり、更にその前に、抵抗力の弱つてゐる時に感染し、或る期間、黴菌と體力との間に小競合があつて、遂に黴菌に負けて中毒が體中を廻らうとする時に悪寒が來る。血管が收縮して――所謂、血管痙攣――その次に血管麻痺が起り、血管が擴がつて赤くなる。この時に熱が出るので、發熱といふのは、矢張り中毒の結果として腦の中にある熱の調節を圖る神經の中樞が麻痺して體溫を調節することが出來なくなる爲に起るのである。

凡て體に熱が出たら中毒が起つたと思つて差支へなく、中毒なくして熱は出ない。風邪を引いて熱が出るのも中毒なら、腹を悪くして熱を出すのも中毒である。

次に潜伏期は、肺炎の場合では、長くて五日か七日、短い時は一日か三日で起る。それは黴菌の殖え方と、人間の體が黴菌に抵抗する力の如何によるので、潜伏期が短いのは黴菌の力が強くて抵抗力が弱く、潜伏期が長いのは、抵抗力が强かつたからだと云へる。病氣は潜伏が長い程輕くて濟み、反對に潜伏期が短いほど重くなる。

發病の經過は右の通りであるが、さて血管が膨れて體が熱くなるのは、どういふ作用かといふと、それは黴菌を弱らせる働きをするのである。熱のために人間も弱るけれど、人間よりも黴菌の方がもつと弱る。人間は云ふまでもなく溫血であつて、黴菌は植物であり植物は湯に入れられたら萎れる。それと同じく黴菌は熱に弱いが人間は比較的強い。熱が出ても人間さへ耐へて行く力があれば、黴菌が滅んでしまふ。二日も三日も三十九度、四十度の熱で攻められると黴菌の方が弱るのである。熱が出るのは閉口だが、事實は黴菌が入つた以上は熱が出てくれないと困るので、黴菌が吐き出した毒によつて熱が出て、その熱によつて黴菌が滅ぶと云ふ結果になるのである。しかし胃腸が弱くて自分の胃腸から毒が出て來ると二つの毒に攻められるので人間の方が先に參つてしまふ。だから我々は平素から胃腸を丈夫にして置かねばならない。

發熱の次には今度は胸に痛みを感じる。痛いのは肋膜が充血した證據で、結核では肺尖が一番侵され易いが肺炎では反對に下の方が侵され易く、肺には別段感じがないが、肋膜には感じがあつて、息をすると痛い樣な、締めつけられる樣な氣持ちがする。これは肋膜が赤くなつて炎症とならぬまでも充血してゐるからである。

食慾も亦衰へる。だがこれは別に恐れることはない。

此の肺炎菌は、うつるやうな氣がするが、看護人や周圍の人には傳染しない。抵抗力の強い人には、たとへ入つたからとて、うつらないのである。

また病人によつては囈語《うわごと》をいふことがある。それは中毒が腦髓に來た證據で、ひどくなると心臓を侵す惧《おそ》れがあり、甚だ危險である。肺炎のうちに氣管支肺炎といふのがあるが、これは氣管支カタルから段々に進んだもので、肺の下とか上とかを部分的に侵すのではなく、全體に亙つてどこでも侵す。小葉性肺炎とも云はれてをり、肺の右も左も殆んど全部まだらに侵される。しかし侵されない場所も澤山あるから窒息するやうなことはない。

症状に就て述べれば、喀痰はそんなに濃厚でなく鏽色を呈してゐない、また血液から纖維素が入つて來る度合は急性肺炎程ひどくない。たゞインフルエンザ、卽ち流行性感冒から來る肺炎の時だけはいくらか赤い痰が出る。新鮮な血液が混つてゐるためである。一體流行性感冒といふのは、血管を害する病氣で血が出易いのであつて、氣管支肺炎は寧ろ血の出ない方の性質なのである。病菌も違つてゐて進行具合も氣管支肺炎の方は徐々にやつて來る。熱も亦不規則で、上つたり下つたりして治る時も急には熱が下らず、段々と下つてくるといふ風である。

急性肺炎と氣管支肺炎とは、どちらが危險性が多いかといふに、氣管支肺炎の方が危險が少いが、後になつて肺結核になる惧れがある。流行性感冒の後も同樣肺結核になることが往々ある。急性肺炎の場合は、後に肺結核にはならないが、肺膿瘍、肺壞疽といふのが起ることがある、之れも亦危險なものである。

肺膿瘍といふのは、肺の一部が化膿する病氣で、その膿が出なければ治らない非常に面倒な病氣である。

肺壞疽といふのは、肺が腐る病氣で、臭い痰が出る。病人もいやな臭で苦しめられるが、部屋に居る人も堪らない。部屋へ入つただけで、この人は肺壞疽だなと診斷がつくくらゐ臭ひがひどく、しかも中々治りにくゝ、ずゐぶん永い間苦しみ段々擴がつて衰弱し、遂には中毒のために死亡することが多い。

（十）肺結核の初期

呼吸器關係で一番恐ろしいのは肺結核である。これは慢性的なもので急性には來ない。最初、結核菌は肺門淋巴腺あたりに鑵詰にされて機會を狙つてゐる。そして身體の抵抗力が衰へた頃を見計つて飛出して繁殖する。

その結核菌は、最初何時頃、人體に入つたかと云ふと、大抵もう哺乳兒の時、或は幼兒の時に感染してゐる。殊に都會などでは、結核菌をもつてゐない人は殆んどないと言つてよい位で、親にもあり兄弟にもあるから何時の間にか感染させられてゐるのである。さうして淋巴腺のあたりに押へつけられて、十年、十五年、二十年と潜伏してをり、その間に、腸が弱れば腸に出るし、喉が弱れば喉に來る、或は肛門へ來て痔瘻になつたりする。然し誰でもが持つてゐるのだから結核菌など怖れることはない。それが爲に常に抵抗力が養はれるから考へやうによつては持つてゐるから却つてよいとも言へる。持つてゐない人は何時うつるか判らない。うつる時は新しくそれに對して體が防衞的の仕事をしなければならぬが、平常もつてゐる人は、ちやんと準備が出來てゐるから安心である。

潜伏期は非常に永いが、子供の時にはよく結核性腦膜炎を起す、大人は肺尖カタル、肋膜炎等を起し、老人になると次第にさういふ病氣に罹らなくなる。然し老人は慢性の喘息になる事があり、慢性氣管支カタルだとか、慢性喘息だとかは、年寄りの結核であることが多いが、老年の結核は大體に於いて恐ろしいものではない。

さて肺結核の症状はどうかと言ふに、子供の場合は肺底が侵される。十六、七歳から先の青年の肺結核は肺尖を侵す。肺尖カタルといふのがこれであつて、結核菌が肺尖にくつゝいて居て、其の反應で肺から液體を分泌するので水つぽい痰が出、小刻みな咳を頻繁にする。結核の毒が血管に入つて吸收されるから、三十七度五分から三十八度になるかならぬといふ程度の微熱が出る。これは日に一度夕方に出て、後は殆んど平熱といつてよい。要するに此の頃はたゞのカタル症状で、これは未だ毒が尠い證據であつて養生さへすれば斷然治つてしまふものである。

また盗汗《ねあせ》が出たりすることがあり、夜一寐入りして目が覺めると、全身から頸のあたり、顔にかけて、いやな氣持の悪い汗が出る。この盗汗の出る理由は、身體の中にある悪い毒を、腎臟に排出させると腎臟が弱るから皮膚に出したので、これがために皮膚が弱るやうなことはない。盗汗は出ても少しも驚くことはなく、寧ろ腎臟を保護して居るのだと思つてよいので、出すまいと思へば、夜、灯りがついてから物を少しも食べないようにすればよい。さうすれば安眠が出來てよい心持になる。夜中になつて內臟の眠らうとする時に、しかも肺の爲に全力を盡して戰つてゐる時に、胃腸にものが餘計に入ると、消化が充分にいかないことは明らかであり、自然、毒が增してくる。盗汗を止めるために藥を飲むことを考へるよりは、夜の食事を最も少くして、朝食、晝食を適宜に攝れば盗汗は出ず、短い時間でぐつすり眠りよい心持になる。

よく世間では、滋養分を攝れ、といふので欲しくなくても、無理をしてうんと食はうとする。それは却つて身體を悪くする基となるので、食べない方が寧ろ良いくらゐである。では食べずにゐて何で榮養をとるかといふと、人間は誰でも自分の身體にちやんと榮養を持つてゐるので、七、七、四十九日、約一箇月半位の榮養物は蓄へてゐるのである。といつて絶食などをする必要はない。朝のうち、氣分の好い時、熱の無い時に食事をして、夕方からは熱が出てくるから、食べないで置けば盜汗も出ない。

外出は、矢張り熱のある間は避けた方がいゝ。その代り朝の氣分がいゝ時には、太陽の光線に當るのは一向差支へない。夜は早く床に就き朝は早く目を覺すといふ風にするのがよい。それを單なる理窟から割り出して、うんと滋養分を食はぬと死ぬ、などと考へるのは間違ひである。

第一期は養生さへよければ治るがこれを何回も繰返してゐると、第二期の結核になるのである。

（十一）肺結核第二期

第二期は黴菌の侵す範圍が廣くなつて、浸潤期とも言はれてゐる。空氣の入つて居た肺胞が、水に濡れた樣になり、ちやうど海綿や脫脂綿を水に浸した樣な症狀になる。從つて、空氣が入らない爲に叩いて見ると柔かい音がしないで重い音がする。これを濁音と言ふのである。この時期になると、黴菌は閉ぢ込められ、纎維が幾重にも厚く取卷いて黴菌一匹も出さない。つまり健康な肺の方には傳染させない樣になつてゐるので、喀痰もなるべく多く黴菌を外へ出してしまふ爲に、ドシ〳〵出て來て、段々濃厚にもなり黃色や綠色を呈してくる。又喀血をすることもある。毒素が增して體溫は三十八度前後になる。

この第二期でも、斷然治る道はあるので食物に注意して、自家中毒を起さぬ樣にしてをればよいのだが、これを又、滋養物だとか何だとか言つて食べ過ぎ、この症狀を何回も繰返すと今度は第三期に進むのである。

（十二） 肺結核第三期

第三期は空洞期といつて、纎維素が外から丈夫な堤防を築き、中の喀痰は氣管を通してドシ〳〵出してしまふ。肺實質は皆ボロ〳〵に壞れ、濃厚な喀痰となつて排出され、血管の尖端からは出血する、その時がつまり喀血である。しかし血は外へ出れば固まるもので、固まれば出血は止つてしまふから何も恐ろしいものでは決してなく、遂には全部綺麗に掃除されて內面が滑澤になり、萎縮が起つてそして瘢痕を作る。これで第三期になつても立派に治るのである。ところで茲で無理をすると今度は段々と擴大して右が治つたら、更に左に擴がつて肺の三分の二も侵されるといふ様なことが起る。しかしまだ悲觀するには及ばない。正しい健康法を講ずれば充分恢復の望はある。それで治つた人も澤山ゐるのだから、末期になつても先づ治癒の道はあるものと思つて、養生することが大切である。私は、『肺結核なるが故に治る』と言ひたいのである。壞疽性になつたり、膿瘍を起したりすると駄目だが、早い中に注意して、病氣を反復することが無い様にすれば一遍で治つてしまふ。さうすると免疫になつて再び肺病にはならない。

さて愈々病勢が昂じると、熱も高くなつて遂にどこもこゝも、結核菌がまるで濡れた壁へ粟粒を打っつけた様に澤山出來る。これを粟粒結核と名づける。かうなつたらまづ治らない。まだそれでも部分が狹いとか、抵抗力が殘つて居れば望みがないでもないが、殆んど致命的であるといつてよい。そのうちに體の組織が段々衰へるにつれて以前侵されなかつた喉頭まで侵され、さうなると物を食べる時や咳をする時に、强い痛みを感じ、聲が嗄《かす》れてくる。また今迄健全であつた腸にまで、結核菌が繁殖する様になる。これが腸結核である。更に又、骨ですつかり取圍まれてゐる緻密な腦にまで結核菌が入る。これを腦膜結核と言ふ。結核で恐ろしいのは、この喉頭結核、粟粒結核、腸結核、腦膜結核で、かうなつたら、治らないと見てよい。肺尖カタルなどは少しも恐れる必要はなく、二期、三期も恐れることはないので、病氣に負けずに精神力をしつかり持つて闘つて行けば必ず治るのである。精神力が衰へたら、ちやうど大將が逃げ出すのと同じで、それでは仕方がない。また結核は皮膚に來ることがある。皮膚結核と言つて、これは中々治りにくゝ十年も二十年も苦しむ。皮膚が傷になつては液が出る、之れが乾いて痂皮になつては液が出るで、擴がつたり狹まつたりして中々治らない厄介なものである。その他、痔の結核、關節の結核、骨の結核などがあるが、恐れずに抵抗力を養ふ樣にすれば皆癒る。

（十三）肋膜炎

肋膜は二枚から成立つてゐて平生はピッタリと付いてをり、その間に僅かの液體が入つてゐて、兩方の面が乾いて摩擦することを防ぎ極めて滑らかになつてゐる。この兩面に結核菌が付くと、その中毒によつて膜が弱る。すると、こゝにも血管が來てゐるから、血管から液體が出て來る。これを滲出液といつて、肋膜炎になると水が溜るといふのは、このことを言ふので、液體だけでなく、同時に例の纖維素が出て來て、兩方の面に付いて凝固して粗糙になつた二つの面が擦れ合ふのを聽診器で聞くと、ザラ〳〵と摩擦する音が聞える。但し纖維素が少くて水が多く溜ると摩擦しない。摩擦が無くなつて水が多くなつたのを濕性肋膜炎といひ、摩擦の强いのを乾性肋膜炎といふ。水が多くなると、叩いて見ると水袋を叩く樣な音がするので、打診、聽診ではつきり判る。水が溜ると肺が縮められるから呼吸が困難になるが、窒息することはなく、唯そこから出る毒素で熱が出る。

症狀としては、先づ胸が痛み、息が深く吸へない。患部が炎症を起し、充血して腫れてゐるので、伸びることが出來ず、輕い咳が出る。これは刺激咳嗽といつて、肺、氣管支の時とは異り、乾燥咳嗽とも言はれてゐる。また食慾が無くなる。

養生法は、安靜にして寢てゐるだけでよく、濕布などは、ほんのつけたりで、氣持がよいと言ふならやつていゝと云ふだけのものである。この病氣の經過は永く三個月も六個月もかゝり、その間に自然と熱の爲に黴菌が弱り同時に免疫物質や力が段々に出て來る。さうなると溜つた水も退き、纖維物は溶けて摩擦音が無くなる。そこで完全に回復するのである。時として肋膜二枚がピツタリとくつゝいてしまふことがある。それを癒着といふので、肋膜が癒着すると、肺が深く呼吸するのに不便になつて、遂には肺が縮まつてしまふ虞れがある。さういふ時は、肋膜炎の後、三個月か六個月も經つたら、深呼吸で肺肋膜を伸ばして、筋肉の力によつて補つて萎縮しない様に努めることが肝要である。

俗に肋膜三年といふ言葉があるくらゐで、この病氣の後は三年間程はどうしても具合がよくないものである。寒さの嚴しい時など、キューッと引きつる様な感じがして、再發したのではないかと心配することがあるが、それは、打身をしたところが、八年も十年も、折にふれて痛むことがあるのと同じで、瘢痕が出來たのであつて、別に案ずるにも及ばないが、用心はしなければならぬ。激しい運動――登山や機械體操、驅足などは避けるべきであるが、常に輕い運動をすることは必要である。

治療法は肺病と同じことで、食物はよく嚙み、少い分量で、正しく消化して、正しい榮養を出來るだけ充分攝ることを考へるのが大切で、胃腸を害することが一番惡い。胃腸を強くして、日光浴を行ひ、上手に呼吸をする。それから皮膚を丈夫にしなければいけない。肺は皮膚が體內に入つて出來たものだから、皮膚を強くすると肺も強くなる。それには摩擦が一番いゝ。又風邪を引かぬ様にする。自家中毒を避ければ風邪は斷然引かぬものである。榮養物と言つても壜詰、罐詰のものを食べるのは効果がなく、本當の榮養にはならない。寧ろ天然の、適した榮養物を適度に攝ることが最も良い。瘦せるのは餘り心配するに及ばない。瘦せてゐる方が結核に打勝つ力が強く、肥つて水分の多い身體は黴菌に負けやすいので却つて危險である。

第十一章　循環器の話

（一）川原の蛇籠の様に

循環器といふのは、血液と血管と心臓の關係を言ふのである。

血液の中には、赤血球と白血球と血小板（血球よりも小さい）といふ小細胞がある。血液はそれ等を含んでゐる水であるが單純な水ではなく、その中には蛋白質もあり、人體を養ふ各種類の榮養分も持つて居て、血漿と呼ばれてゐる。血漿の中には、血管の外へ出ると凝固して絹糸の様な纖維となるものがあつて、それが血液の流れる周圍に纖維の網を作る。これを血管組織或は血管膜といふ。血液が流れて行く爲には、網の管が用意されてあつてその中を通る。例へば堤防を護るのには　蛇籠の中に石を入れるが、ちやうどその様に、血管は蛇籠であり、血球は石の役目をしてゐる。石は蛇籠の目を漏らないものが入つてゐるが血管の網の目も血球が漏れない程の細かい目になつてゐて、一般に動物膜と呼ばれてゐる。これは總稱であつて皮膚も粘膜も、皆動物膜から出來てゐる。この動物膜は、水または完全に水に融けたものは通すが、その他のものは通さない。血管は、さういふ緻密な所謂蛇籠の管であり、それを血漿自身がつくつて自分はその中に包まれて流れる。その流れる先々が、皆、膜で包まれてゐて、小さな流れは細い管になり、大きな流れは太い管になる。そして川の水が岐れたり、合したりするのと同じ様に、岐れて流れても、何時か再び、元に還つて合致する。これを循環と言ふのである。

次には血管に筋肉組織が加つて來て、血管を動かす。我々の體が脈を搏つのはこれで、脈が凹んだ時には心臟が膨れ、心臟が凹んだ時には脈が膨れる。そして血の流れが行つたり戻つたりしない様に、絶えず一定の方向に流れる爲に血管や心臟の內面に瓣が出來、それが血液の流れる方向には開き、逆流の時には閉ぢる樣に働いて順序よく動脈の方から靜脈の方へ流れて行く。それで心臟から出る時は酸素を含んだ赤い血で、末梢に流れて行つて歸つて來る時は酸素を使ひ盡し、炭酸を運んで靑紫色となつてくる。これが靜脈である。

（二）　母體と胎兒間の血行關係

母體と胎兒の間に行はれる血行の狀態を見ると親は肺臟を持つてゐるが、胎兒の肺は働いてをらぬから、紫色の血が胎盤に流れて行つて、そこで母體の血管から酸素を貰つて、赤い血になつて胎兒に歸つて來る。だから親と子と同じ血が流れてゐるのではないのである。子の血管と母の血管は、二枚の膜で隔つてゐて、その膜は丁寧に離せば離れるものである。お產の時に出血するのは、そこが無理に離されるから血管が破れるためである。胎兒は榮養物をどうしてとるかといふに、榮養物は、親の血管から膜を通つて完全に子の血管に行くのである、例へば含水炭素の成分であると、それが葡萄糖の形で通つてゆき、蛋白質の成分――蛋白質は膜を通らない――は分解されてアミノ酸となつて膜を通る。脂肪もそのままでは膜を通れないから、脂肪酸とグリセリンに分解されて、胎兒の方へ入つて行く。無機物は完全に水に融けた有機化した無機物の形に於て膜を通る。生命素もヴイタミンも膜を通る。それでは胎兒の方から出て行くものは何かといふと、炭酸瓦斯と、も一つ尿素が出て行く、胎兒は腎臟をもつてゐるが、働いて居ないから尿になるべき成分は親に送り、それが親の血管を通じて、親の腎臟から排出される。このやうに姙娠中の循環は胎兒に非常な關係を有つてをり、この物質の交換する狀態を透析作用と言ふのである。

次に生れるとどうなるかといふに、子供が生れる時は胎盤が子供について出るから切れてしまひ、循環は出來なくなるが、生れた子供が、泣き聲を上げると、今迄壓迫されて居つた肺が開く。そして紫の血は肺へ行き、全身を廻らうとする前に、ちやんと道が開く樣になるので何も難澁なく靜脈が動脈に變ることが出來る。これがつまり母の胎內にある時の循環と、子供が生れて直ぐの循環との相違である。

(三) 心臟の疾患

心臟の左方には、肺臟から來る血液を受ける場所と一旦來たところの血を送り出す箇所とに瓣があり、更に右方には亦、全身から來る靜脈血を受ける所と、これを肺に送り出す所との二箇所に瓣がある。つまり四つの瓣が心臟にある譯で、一般に心臟病といふのは殆んどこの瓣膜の病氣であつて、瓣膜症、或は瓣膜障害といはれてゐる。この瓣膜の故障には、どんなのがあるかと云ふに、瓣膜が狹くなる事があり、或は瓣が完全に閉ぢないことがある。前のを狹窄と云ひ、後のを瓣の閉鎖不全と名付ける。大體この二種の病氣が主であるが、右側の瓣は餘り故障は起らぬもので、若しこれに故障が出來たとしたら、子供は成長することが出來ず、殆んど多く早死してしまふ。左側の瓣に故障が起きても、どうにかかうにか養生次第で、生きて行く事が出來る。それで瓣膜病といふのは主として心臟の左側の瓣が惡い場合が多いのである。

次に症狀に就て述べれば、狹窄の場合には血液の流れが充分に送り出されず、又、閉鎖不全だと血液が逆流するので、その結果、先づ第一に血色が惡くなる、これを蒼白と唱へ、貧血と區別されてゐる。貧血とは血液の病氣であつて(後述)心臟病で靑白く見えるのは貧血ではない。血液循環の割合が巧く行かないから靑白く見えるのである。それから心臟に動悸がうつ、心悸亢進といふのがそれで、まだ呼吸促迫といふのが起る。この三つが心臟病の徵候である。

そこで若し心臟の右側の瓣に、狹窄、閉鎖不全等の故障が起ると、蒼白色でなく紫藍色になり、肺の循環も巧く行かないから肺臟から酸素を充分貰ふことが出來ず、從つて炭酸瓦斯を充分に除いてしまふことも出來ないので、生命の營みも難かしくなり、大抵、子供のうちに殪れる。だから大人には此の病氣は殆んど見られないと言つてよい。

さて玆で一言しなければならぬことは、前に、總ての病氣は治るものだ、と云つたが、これらの瓣膜障害は治らないのである。だが其の病氣の形は治らぬが、健康者と同じ働きをする樣にすることが出來る。つまり養生の仕方によつて代償作用が行はれ得るのである。

（四）心臓の代償作用

代償作用といふのは、閉鎖不全で血液が逆流するとして、一回の心臓の動き毎に、大體二百瓦の血液を全身に送る筈とすれば、假りにそれが五十瓦位逆流する。さうすると全身には百五十瓦しか行かない。百五十瓦では顏面蒼白になる。これをどうかして二百瓦を全身に送る方法はないか。此の時、心臓は大きくなる、之を心臓擴張といつて、つまり心臓が大きくなつて二百五十瓦受取らうといふことになる。さうすれば五十瓦逆流しても二百瓦送られて行くと云ふ計算になる。さういう風に心臓自體が大きくなつて代償をする。

次に狹窄の場合はどうかといふに、心臓が一回の動きに、二百瓦を全身に送らうとしても瓣が充分開かず、孔が細い爲に百六十瓦ばかりしか送ることが出來ない。此の足りない四十瓦を補ふ爲に心臓は、厚くなつて以前より力強く鼓動を搏つやうになる。それで狹いところからでも一定の時間に二百瓦を送ることが出來るのであつて、この樣に心臓が厚くなるのを心臓肥大と言ふ。

此の代償作用の行はれてゐる心臓を、醫者が診察して『貴方の心臓は、大分大きくなつてをりますネ、御用心なさい』などと言ふと、その人はビツクリするが、實際はかう云ふべきだと思ふ『貴方の心臓は大分大きくなつてゐますネ。洵に結構です。それならば大丈夫ですよ』と。それをよく驚かされて來て、『私の心臓は大きいと言はれましたが、何も出來ないのでせうか？』と心配する。いや、それは大きくなつたので有難いので、それで生理的の働きが出來るのだと思へばよろしいのである。

併し此の代償作用が減退することがある。つまり榮養の攝り方を間違へたり、熱が出たり、風邪を引いたり、肺炎になつたり、胃腸が悪くなつたりすると、代償作用が崩れる。心臓が精一ぱいに働いて居るので他に故障が起つてくるとこの働きが差支へてくる。これを代償機能障碍といつて、之が面倒なのである。これさへ起らなければ、たとへ心臓病があつても、一生健全で、姙娠でも、お產でも全部堪へて行かれる。たゞ代償を妨げる病氣が起ると困るから、さういふ人は、ほかに病氣をしない様に充分注意することが大切である。

その外にも心臓の病氣は幾つもある。

心臓の中には內膜と呼ばれる膜があつて之は心臓の內面を全部覆つてをり、瓣膜の表裏も血管の內部までも覆ふてゐるが、此の內膜に病氣が起るのを心臓內膜炎といふ。この病氣は黴菌に依るものであつて、主に連鎖球菌といふ黴菌で、時として淋毒菌なども、こゝを侵すことがある。これらの黴菌は前に述べた動物膜を通して血管系統の中へ入り込むもので、本來、こんなことは有り得ない筈であるが、それをどうして入つたかといふに、自家中毒を起して血管が擴がつた際、血管の網の目が粗くなるから、その時に入つたものと推定される。

心臟內膜炎は治るが、治つた後に瘢痕が出來て、その爲に瓣膜症が起ることが多く、瓣膜がくつゝいてしまつたり、縮まつてしまつたりする。だから心臟病は矢張り自家中毒が原因であると言ふことが出來る。よく心臟病は知らぬ間に起きるなどと云ふけれども、實は、自ら招いたものと言はざるを得ないのである。

次に心臟外膜炎と云ふのがある。外膜とは心臟の外面と心臟の入つてゐる心窩と唱へるものゝ內部を取卷いてゐる二枚の膜を云ふので、外膜は滑澤に動いて心臟がいくら鼓動しても摩擦が無い樣になつてゐる。ところが外膜炎を起すと、心臟が搏つ度每にザザ……と摩擦する。するとそこが腫れて赤くなり分泌が多くなつて水が溜る。此の水が溜るのは心臟の爲に甚だよくないのであつて、多くなれば取らねばならぬ。うつかりしてゐると危險な病氣である。此の外膜は心臟の囊でもあるから心囊炎とも云ふ。

心筋炎といふ病氣もあり、これも多くは黴菌から起る。また心臓が中毒症狀を起すことがあつて、それが酷くなれば心臓痲痺を惹き起すことになる。元來、心臓には、心臓全體を支配してゐる神經があるので、その神經が中毒で痲痺してしまふのである。肺炎、腸チブス、疫痢の場合でも、心臓痲痺を起すことがあるのは、心臓を支配してゐる神經が痲痺して動かなくなるので、それが死ぬ原因となる。

また狹心症といふのがあつて、これは老人に來る病氣である。心臓が不規則に搏つて、今にも止まりさうになり、患者は非常に苦しむ。まるで張り裂ける樣な、締めつけられる樣な感じで息も出來ない、冷汗をかいて悶え苦しむのである。之は發作的に來るので、電車の中でも汽車の中でも歩いてゐても、寢てゐても、時と處を選ばず起るのだから、病者に取つては全く不安で堪らない。しかし、發作的に來るから困るとは云ふものゝ、私に言はせると、發作的に來るからこそ有難いので、續いて起きたら尙更困つてしまふ。發作的に起るといふことに就ては二つの原因が働いてゐるので、つまり發作を起さない時の原因と、起す時の原因とが働いてゐるのであるから、起さない原因だけが續いて行つたら、二年も三年も發作が起らないことになるのである。ではその起る理由に就て調べて見るのに、失張り自家中毒が原因なので、神經の弱つてゐる心臓に、自家中毒の働いた時に發作が起る。だから食物を用心して、菜食、小食、且つ完全食を攝つて、便通をよくし、睡眠も充分にとり、心配事もない、となれば發作は起らない。原因は他にあるのでなく、皆我がうちにあるのだから、その原因を取り去つたならば斷然治るのである。帝大病院に入院してゐた或る老人が、一日に三度も四度も發作が起つて、しまひには注射も段々效かなくなつた。どうせ駄目なら自宅で死にたいと云ふ譯で、家へ歸つて來た。それで、この發作を起す原因を、すべて取り去つて上げたら、すつかり治つてしまつて、その後二十年も働き天壽を全うされたと云ふ實例もあるくらゐで、この病氣でも、必ず治るのである。それから便通をよくすることが大切で、老人は概して便秘の惡い習慣があるが、さういふ人は最初下劑を用ひ正しい食物を攝り、餘計に食べない様にすれば、そのうち自然便が出る様になり發作も治つて來る。

次に、あまり肥り過ぎた人の心臓は脂肪心臓になることがあり、また外の病氣から心臓の筋肉の脂肪變性を起したりする。これを心筋の脂肪變性などと云ふが、筋肉が脂の樣になり、心臓が破裂したりする。

以上、心臓病は、急には救はれない様な場合もあるけれども、大體皆平生の心掛次第で治るもので、心臓病敢て恐るゝに足らぬ。今日生きてゐるならば、その狀態を明日に延し、更に長い歲月に延ばす事が出來る譯である。その代り充分な養生を必要とするのはいふ迄もない。

（五）血管の疾患――動脈硬化症

血管が硬くなる――血管硬化症或は動脈硬化症――は老人に多い。年を取る程、皮膚も硬くなれば、筋肉も硬くなる樣に、血管も硬化する。その原因としては、第一に花柳病、次に自家中毒を絕えず反復してゐる人、それから血管內膜炎を起した人、この三つがあげられる。血管の硬化した人は血壓が亢まつてくる。何故かといふに、心臟が小さくなつた時に、血管が膨れてくれゝばいゝのだが、硬化してゐるから膨れることが出來ないので、血管內の壓力が非常に亢まるのである。

右の場合は血管が膨れてくれないから、止むを得ず壓力が亢まつたのであるが、今度は必要上、壓力の亢まるのを要求する場合がある。それは腎臟が惡い場合で、その譯は、腎臟といふのは、血液の中の惡いものを皆體外に排出するはたらきをする。ところが、例へば萎縮腎――年を取つて腎臟が小さく縮まる――の時には腎臟の血液の通りが惡くなり、放つておけば、尿毒が溜つて全身に尿毒症を起すから、ウンと壓力を亢めて毒を出して貰はなければならない。つまり生きるが爲に壓力が亢くなるのである。つまり血管硬化症を起せば血壓が亢まるし、また腎臓病を起しても血壓が亢まると云ふ譯である。

血管硬化症は、たゞそれだけに止まらず、更に次の害が起る。卽ち弱い血管はそれが爲に破れて腦溢血を起し、劇しい場合は卒中になり治れば半身不隨意になる。それでは血管を硬くせしめない樣にするにはどうすればよいか、先づ花柳病を防ぐ事は勿論、中毒を防ぐこと、類脂體の多い食物を攝ること等である。類脂體は固形となるべき物を、液狀に保つ力があり、物に彈力を與へる性質がある。之れは生きた食物に多く含まれてゐる。

（六） 血管の瘤、動脈瘤

血管には部分的に紡錘狀又は球狀に擴張を示すことがあり、これを動脈瘤と名付ける。これは大きくなればなる程、血管壁が薄くなり、薄くなればなるほど、伸びて、伸びれば伸びる程更に薄くなり、遂に血壓の爲に破裂してしまふ。動脈瘤が破れたら、卽死である。この危險な動脈瘤は何故起るか、それは、血管內に嘗て內膜炎を起したことがある樣な場合、そこに瘢痕が殘つてゐると、瘢痕といふものは强い樣で弱く、伸びたら伸びたつきりで縮まることが出來ず、壓力が加はればグン〳〵伸びてしまひ、遂に破れるに至るのである。

動脈瘤は大きくなつたら縮めることが出來ない。然し血壓を亢めない樣にして行けば、瘤が出來ても、血管の膜をそれより伸びない樣にすることは出來る。それには完全な食物を少く食べる樣にすることで、さうすれば腎臟から出す惡い成分が體に餘計溜らず、老人の腎臟でも高い血壓の力を借りないで樂に一晝夜に出せる。心臟は樂に搏つから血壓も亢まらないといふ譯になる。要するに本人の養生次第である。

動脈破裂は腦髓で破裂すると腦溢血だが、その他の所で破裂することがある。いづれも豫防することが出來、また治療の道もある。尙、靜脈內に瘤が出來ることもあるが、これは恐れるに足らない。靜脈には壓力が加はらないから、血は自ら止るのである。

（七）赤血球

赤血球は酸素と炭酸瓦斯の交換をする役目をつとめる。體內の炭酸瓦斯を肺臟へ運んで酸素と交換して再び體內へ入り込んで酸素を與へる。酸素を與へられることに依つて內臟や組織の働きが起るのだから、酸素は洵に有難いものであるけれども、一面から見れば、體を破壞するのも酸素である。酸素によつて體が燒かれ、燒かれることに依つて働きが起るけれども、燒かれるだけ、物が盡きるわけである。それ故、食物を澤山食べる人は、澤山養分を攝つた樣であるけれども、酸素が澤山必要なため、盛んに破壞を起してゐるので、つまり自分の身を燒いてゐるのも同じだ。結局、小食をして酸素も餘計には攝らず、無駄な消費を一切しないで、適當な働きで生きて行く人が、長生きをするといふことになる。駈足をして息が切れるのは、酸素を餘計要求するためである。

『それでは運動をしてはいかぬか』と云ふと『運動はしなければならない』『それでは矛盾するではないか』『いや矛盾ではない。運動しても食物を少くして置けば、決して酸素を餘計要求しない』『それは何故か』『それを燃やすだけの餘計な酸素が要らないからだ』と以上の樣な理由があげられる。

だから食物の少い人は、山登りしても、駈足しても、息が切れない。汗も出ない。大食する人は息が切れて、汗をかいてフウ〳〵言つて疲れて居ても、小食の人には疲れがない。但しこゝでいふ小食は完全食の小食であつて、完全食なら小食でも結構である。酸素は有益なものだから餘計擽る程よいから、深呼吸せよとよくいふ、けれども、實はさうでなく靜かな呼吸が最もよいのである。

（八）白血球

白血球は赤血球五百に對して一ッ位の割合しかなく、物を壞す時の壞し役をつとめ、また黴菌が入つて來たら、黴菌と戰つて滅す役目をする。つまり火消の役、お巡りさんの役、兵隊さんの役目をするのである。病氣の時は眞つ先に駈けつけて繕ひをする。その時赤血球は外へ動いて出る事は出來ない、白血球のみが動いて、細胞と細胞の間を潛つて出る。白血球の原形質は、アミーバの樣に自由に動くことが出來るが、但し生理的に健全な時は決して動いて來ない。病氣のあるとき、その場所だけに出て病氣の繕ひをするのである。例へば肺尖侵潤を起すと、之が出て來てすつかり取卷き肺結核菌を外へはやらぬぞと頑張つて闘ひ、自分も壞れて略痰の中へどんどん出て來る。まことに忠勇義烈の細胞と云ふべきであらう。

尙、白血球の他に血小板といふのがあつて特殊な働きをする。此の血小板に就ては現在でも餘りよくは知られてゐないのであるが、血液が外へ出た時には血小板が一番先に破れ、その破れる事によつて血漿内に在る纎維素が固まつて流動體から糸が出來る。例へば、蠶の吐く糸は腹にある時は皆流動體で、細い穴から出る時に、糸になつて出てくる様に、血漿なる液體の中から糸を出し、その糸でもつて破れた場所の繕ひをするのが卽ち血小板の役目であり、この血小板は同時に黴菌を殺す力も持つてゐるのである。

(九) 貧血病は癒る

貧血病と云ふ病氣が、血液病として屢々現れる。貧血病といへば直ちに血が不足する様に思ふが、實は血が足りなくなつたのでなくして、血色素が足りなくなるのであつて、皮膚がその爲に蒼白くなる。貧血は血液病であり、よく一般に云はれる腦貧血とは血液病でなく、腦に血液の行き方が尠くなつたものを言ふのである。此の貧血は、言葉の使ひ方に紛らはしい所があるけれども、先づさう考へて置けばよい。

貧血には惡性貧血といふのがあり、血球の數が減つて行くのがそれである。普通一立方粍の中には血球が五百萬ある筈のが、僅か三百萬になり二百五十萬になつたりする。さうして今度は血球の變化したもの、つまり間に合せの血球が出て來る。これはなか〳〵容易ならぬ重い病氣で、何處か深い所に測り知られない重大な病氣が潛んで居るが爲に起るのである。

單なる貧血も惡性貧血もビタミンCが必要で、これには野菜の葉綠素の多いものを選んで食べる樣にし日光に當ることが一番宜しい。そして食物を正しく攝る樣にすれば榮養も完全になり血液病も囘復するのである。

(十) 白血病

白血病と云ふ病氣がある。白血球が無暗に多くなることから起るので、つまり、身體の何處かに病氣があつて、白血球が入用なため、白血球製造所である骨髓で急いで拵へて出す、此の樣な場合に白血球が多くなることによつて起る病氣である。併し一時的に病氣を治す爲めに白血球の增えるのは白血病とは云はない。例へば根太《ねぶと》が出ても癰が出ても白血球が多くなる。總て化膿症が起ると白血球が增えるのであつて、化膿菌が暴れて困るから、それを退治する爲に白血球が多くなる。但しこれは單純な白血球の場合であつて、病がなほれば又元の通りになる。

惡性の白血病になると、赤血球の數より白血球が多くなる。これは骨髓とか臟器に病氣があると見なくてはならない。もつとももこんなのは滅多になく、大體に於て血液の病氣は治すことが出來るものと思つて差支へなく、なるべく早期に治療の道を講ずることが一番大切である。それには完全な食物、特に青い物を食べて日光に當ることである。

（十一） 淋巴腺、淋巴管

循環器の中に淋巴腺、淋巴管といふのがある。

淋巴液は血液の循環と同じ樣に循環し、血管と血管との間、即ち間質を流れる。これは組織液とも云はれ生理的に血管から滲み出たもので、又靜脈に歸るべきものである。液中には榮養分を含んでゐるが、また組織から出た老癈物をも含んでゐる。この淋巴液と血液と異ふ處を擧げると、淋巴液には、血球は全然無く、血小板も無い。たゞ組織をひたす液體と淋巴球と云ふ小さい細胞を含んで居るものであつて、この流れは運動をする程强くなる。手や足を動かすと淋巴液の循環をよくすることになる譯である。そして流れないで溜ると水氣になる。

（十二） 股のぐり〳〵はどうして出來るか

股などによくぐり〳〵の淋巴腺のある人があるが、これはどうした譯かと云ふと、淋巴の流れに黴菌が入つて來ると、淋巴球の集つてゐる處で黴菌をすつかり押へつける、その押へつけた處が、固つてぐり〳〵になるのである。元來淋巴液には黴菌が一匹もゐないのであるが、外部から入つた場合には、その樣に淋巴球が押へつけてしまふのであつて、扁桃腺などは大なる淋巴腺の一つである。そして足から入つて來た黴菌は股で押へ、手から入つたものは脇の下で押へ、喉からのは頸部で押へ、粘膜から入つたものは扁桃腺で押へ、全部要所々々でちやんと押へて、怪しいものは通さない樣にする、これが淋巴腺の役目である。

（十三）血液上昇の理論

さて淋巴液や血液はどうして身體の上部に上つて行くのか、液體ならば下るのが當り前であるのに上るのだから不思議である。これは學界の疑問であつた。

私は次の樣に思ふ。先づ足には血管の彈力と脚の皮膚筋と云ふものゝ力で締りが出き、其處に、上部から心臟の力で押し下げられて血液が來るから、順繰りに押し上げられて腹に入る、ところで腹には澤山の血液がある。（全身の血液の二分の一は腹にあり、四分の一が手足の筋肉に入り、あとの四分の一で、肺臟とか腦髓とかを皆養つてゐる）この澤山の血がどうして上へ昇るかと云ふに腹の力で上る。このことは私が今初めて唱へた譯ではなく、既に三千年の昔から印度でも支那でも云はれてゐたことで、即ち氣海丹田に力を入れることが無病長壽の法と云はれてゐたのがそれなので、私はそれを學術的に說いて、腹壓といふものが必要だと述べたのであつて、腹式呼吸が必要だと云はれる理由も玆にある譯なのである。次にそれがどうして肺臟へ廻るか……と云ふに肺臟へは心臟の右室の力で廻す、しかし心臟には吸ひ上げる力はない。之は横隔膜が下る力で、腹筋が之に抵抗するので、玆に壓力が出來る。すると下の靜脈には瓣がついて居て、上つて來るには上つて來るけれども下へ行かない。それで腹壓でもつて上へ押し戻して——丁度漬物の蓋の上に石を置くと、蓋が沈んで行けば、漬物の水が上へ浮いて來るのと同じ具合に古い血が始終、腹壓で押し上げられる。理窟は簡單であるが、之が永い間解らなかつた。東洋では昔から臍下丹田に力を入れなくてはいけないと言ふことを言はれてゐて、私はそれを實行してゐた關係から、これに氣が付いて發表した。だいぶ贊成者が多くて今ではさういふことになつてゐる。血液を循環せしめるには下腹の力が大事で、これを考へないで血液循環を說くことは出來ないのである。

第十二章　代謝機能の話

(一) 澱粉が力の源になる迄

自然は凡て新陳代謝する。食物も亦此の例に漏れず、新しい物が口から入り、古くなつて、尿、汗、便、又は炭酸瓦斯となつて出て行く。此の新陳代謝が體內でよく行はれてゐると健康であるが、代謝機能に障碍や、異常が起ると、忽ち健康上に破綻を生ずる。

この簡單な例は澱粉であるが、澱粉は人體を通る間にどう變つていくかといふに、先づ口中で唾液に會ふ、すると唾液の中にはプチアリン、マルターゼの二種の酵素があり、そのうち、最初、プチアリンによつて澱粉は麥芽糖になる。これに更にマルターゼが働いて葡萄糖に變り、そこで澱粉が完全に消化されるのである。この作用が筋肉の働きを助け、また體溫を維持する。さてこの葡萄糖は血液內に吸收されるが、その量は〇・一％で、即ち、千分の一の葡萄糖が血液に混つてゐる譯だ。此の割合は多過ぎても尠なすぎてもいけないので、激しい運動や勞働の後などは、尠なくなるから、此の場合、糖分を攝ると早く疲勞を恢復するといふのは、以上の理由に依るのである。しかしさうかと言つて、菓子や砂糖のものを澤山食べると、今度は多くなり過ぎていけない。

何でも人體には適度、つまり、ほど〳〵がよいので、消化にしても、早く消化されるものがよいと思ふのは間違つた考へである。何故かと云ふに、澱粉に例を取ると、一度に早く葡萄糖が出來るといふことは、よくないのである。一度に早く出來るといふ意味は、一度に澤山の量の葡萄糖が出來ることであつて、これが急に吸收されると、〇・一%の限度を越すことになる。それでは、その割合をちやうどよくするのにはどうすればよいか？

皮のあるものは、なるべく皮のまゝ食べるやうにすることである。よく皮のまゝ食べると消化が惡いと云ふが、實はそれ位が丁度よいので、『それでは嚙まない方がいゝか』と云ふと、嚙まないと丸粒のまゝで皮を付けてゐるからこれは亦いけない。『ではうんと細かく嚙めばよいか』といふに、物によりけりだが、大體我々の歯といふものは平らではないのだから、いくら嚙んでもメリケン粉みたいに微粉にならない。だから先づ我々の歯で嚙めるだけ嚙めばよく、無理に百回、二百回と嚙む必要はなく、それは特に胃の大變惡い人、特に胃癌とか、胃潰瘍の人ば別だが、健康者ならば、先づいゝ加減嚙んだらよろしい。

さて、澱粉は口の中ですぐ葡萄糖になつて吸收されるかといふに、さうではなく、胃の中へ行き腸に行き、二時間乃至五時間位たつて後に吸收されるものであつて、その場合、なるべく纖維や皮が澱粉の中にある方がいゝ。その理由は、例へばパンの樣なものでも、澱粉だけで固まつてゐると、唾液の通りが惡いが、纖維や皮が入つて居ると、それを通じて唾液でも酵素でも浸み込む。だからパンは白いのよりか、黑パンにして、麥の皮が混つてゐる方が澱粉の消化がいゝ。此の點から現在、ドイツでも伊太利でも、白パンをやめよう、といふ聲が起り、既に黑パンになつてゐる處もある。實際はパンになど燒かずに、麥をそのまゝ食べる方法を講じた方がよいけれど、それは長い間の習慣もあることで、直ぐには出來ないから、先づ黑パンに替へ、粉もそんなに細かく挽かないでやる位がいゝのである。

次に食べる分量であるが、その適量として勞働者は澱粉一日四百瓦攝ればよいと私は考へてゐる。一般には、四百五十、或は五百瓦攝る必要があるといはれてゐるが、四百瓦で結構である。何故、その量が異ふかといふと、世間では、寒い國を標準にしてゐるからで、ドイツでは五百瓦を適量にしてゐるが、そのドイツは緯度からいへば、ベルリンは五十二度半、東京は三十六度で、可成りの開きがあるからドイツで五百瓦なら、日本は四百瓦で充分である。內務省の衛生局等でも四百五十瓦位に考へてゐるのだが、それは多過ぎる。

以上は勿論勞働者のことであつて、肉體を餘り使はず頭を使ふ人、つまり勞働しない人はその半分でも三分の一でもよろしい。少な過ぎるよりも、多過ぎるための害を考へなければならぬ。今、少な過ぎる場合を述べると、人體には、その樣な時の用意に貯藏してゐる物があつて、グリコーゲン又は糖源體と呼ばれてゐる。これは固形體になつてゐる。つまり葡萄糖を固形體にしたもので、肝臟の中及び全身の筋肉の中に貯藏してゐる。尤も固形と云つても肉眼で見える程の固りではなく微細なものであるが、少な過ぎる場合には、それが出て來て働き、多い目に食べた時に再び貯へられるのだから、葡萄糖缺乏症といふものも滅多にない。即ち日本人は、平素充分食べてゐて、寧ろ攝り過ぎる位なのである。反對に多過ぎたらどうなるかと云ふに元來、消化液といふものは其の人の食物の必要な分量に向つて、與へられてゐるので、それ以上、食物を攝ると、今度は無理な消化液、卽ち少し不完全な働きをする消化液が出て來る。これがいけないのである。大體、人間の體といふものは、無駄のない樣につくられてゐるのだから、適度に攝つてゐればよいので、餘計に食べたら完全には消化されず乳酸醱酵を起す、俗に胸が燒ける、鳩尾が酸つぱくなる、といふのがそれである。胃酸過多症といふのはこのことで、本當は乳酸過多症といふべきで、之が段々進行すると遂には慢性胃カタルになる、又腸に行つて、ガスになる。澱粉質のものを餘計攝る人、つまりお芋などを澤山食べるとガスが出るといふのは此の理由からで、そのガスのために消化力はすぐ衰へてしまふ。すべて食物が皆、腸の內面にすつかり萬遍なく觸れてをれば、消化吸收も分泌も完全にいくが、ガスがあると、ガスに接觸してゐるところでは、それらの作用が巧く行かないので、自然、消化力が減退するといふことになる。このガスは多くは炭酸ガスだから、下へ出てくれゝばいゝが、さもなければ、皆、血液內に吸收されてゆく。すると肺が、普通には、筋肉とか、內臟から來た炭酸だけを出せばよいのに、この炭酸も出さなければならないから忙しくなる。アルカリも此の炭酸を持つて來なければならないから、アルカリの働きも忙しくなる。アルカリの働きが忙しくなると、ガスは吸收されないで、何時までもお腹の中でグウ〳〵言つてをるから氣持が惡い。つまり餘計攝らぬでもいゝのを攝つて消化、吸收を惡くして、アルカリを多量に使つて肺の仕事を多くしてお腹が心持よくない、といふ結果になるのである。

（二）糖尿病

血液內の糖分が、通常の〇・一％より多くなると血糖過剰といふ事になる。是が恐ろしいので、少いのは何時でも補給が出來る。その補給に使はれる糖分のグリコーゲンにして貯へられる分量は決つてゐるので、それ以上無暗に貯へられることが出來なくなつてゐる。だから餘分のものは何とか急いで追出す必要に迫られるので、結局酸化して追出すことになる。いゝ具合にアルカリも多くて酸化され、炭酸ガスになつて肺から出て行けば、まだ無害だが、消化吸收の分量が餘り多過ぎると完全な炭酸ガスにならずに、不完全に分解して乳酸になつて體の中に殘る。乳酸が殘ると、無けなしのアルカリを乳酸に與へて、中性のものにして、それを腎臓から出さなければならぬ。それで體內にアルカリ缺乏を引き起す、その結果身體が疲れ易くなり抵抗力を減退せしめる。その様な狀態が續くと大抵は糖尿病に罹る。何故かと云ふと、多過ぎるので乳酸にもならずに葡萄糖のまゝで尿の方へ出てくる。さうなると、今迄肥つてゐた人でも葡萄糖がどん／＼流れ出るから、なんぼ食べても痩せて來る。一晝夜の尿に葡萄糖が百瓦から二百瓦、四百瓦と出て來ては全く堪らない、段々と抵抗力は衰へ、働くのが厭になり、疲勞しやすく、黴菌が皮膚から入つて行つて、おできが澤山出來るやうになる。よく、おできが出來ると、『糖尿病ではないか、尿の檢査をして貰へ』と言ふのは、さういふ譯である。この治療法は、先づ澱粉質の食物を減ずることで、西洋醫學では、澱粉を全然攝らず、肉類だけ食べさせ、脂肪だけで榮養を攝らせようとするが、これは中々困難なことで、それを日本のお醫者さんが眞似をして、糖尿病といふと、肉食せよ、脂肪をとれ、と云ふ、近頃また注射が流行して居るが、しかしいくら注射してもそれは一時的で根本的には治らぬ。治療法は別にちやんとあるので、則ち、糖尿患者に澱粉を與へる時には、それに適當しただけの、ヴイタミンとアルカリと無機質等を同時にとらせる樣にする。その代り、勿論、餘計に食べないことである。玄米の中には、澱粉、アルカリ、無機物、ヴイタミンの皆を含んでゐるから、玄米を適度に食べて、もう少しアルカリを補給するため野菜を攝れば糖尿病は必ず治るのである。卽ち玄米菜食にすればよい。

尙注意することは白米や砂糖分を攝らない樣にすることである。肉や脂肪分の過剩もよくない。

（三）蛋白質が體內で溶けるまで

人間の食物の中で澱粉や脂肪の入つてをらぬ食物や蛋白質の入つてをらぬ食物はない。蛋白質が無かつたら生きた草や木は出來ない。その木や草から食物を攝つてゐる動物や魚が皆蛋白質を持つてゐるのは蓋し當然である。

蛋白質は唾液では消化されない。嚙み碎かれて胃の中へ入ると、胃には、鹽酸とペプシンといふものがある、このペプシンは酵素で之が鹽酸と一緒に働いて蛋白質を溶かす。だから鹽酸がないと蛋白質の消化も巧くゆかないのである。（腸へ移れば、最早鹽酸は要らない）その鹽酸は又、食物を消毒、殺菌する働きを持つてゐて、黴菌の様なものでも、寄生蟲などでも一切が鹽酸にあふと消毒される。此の様に強い殺菌力をもつた鹽酸が、生きた人間の體內から出るといふのは誠に不思議なもので、鹽酸、硫酸、硝酸など皆、隨分强い酸であるが、胃の中の鹽酸の强さは〇・二％から〇・四％位だから可成り强い。一體どこから、そんな鹽酸が出來るかといふと、胃の中の血液中には、クロールナトリウム、水、——つまり食鹽と水とが出るから、胃の細胞はそれを次の様に分解する。

Cl	H（酸）
Na	OH（アルカリ）

NaOH といふものはアルカリで、HCl は酸になる。この酸をば食物につけて、アルカリだけを胃が持つてゐる。そこで『鹽酸とペプシンが食物を溶かすなら、何故胃そのものを融かさないか』といふ疑問が起るが、胃はアルカリを持つてゐるから、鹽酸が再び食鹽と水とに化合してしまふのである。ところで此の食鹽は、必ずしも食鹽の形で攝らなければならぬといふことはなく、元來、食鹽はナトリウムとクロールであつて、それらは玄米の中にも野菜の中にも果物の中にも完全に入つてゐる。また、之は Na の代りに K になつて入つてゐることもある。いづれにしても KOH といふのはアルカリだから、さういふものは食物の中に自然に含まれてゐるので、消化をよくするには食鹽を澤山攝らねばならぬといふことはないのである。尙、胃癌の人は鹽酸が無くなる。所謂、鹽酸缺乏症で、さういふ人は、いくら鹽を食べたとて鹽酸にはならない。それは細胞の働きが惡いから仕方がないので、細胞の働きがよければ鹽など食べなくつたつて、ちやんと巧く行くので、それが普通健康體である。

さてその鹽酸とペプシンとで蛋白質は融けてしまつて、ペプトンと云ふものになる。併しペプトンはまだ動物膜を通らないから、從つて吸收されない。これは更に腸の中に入つて、腸の消化を受けて、初めて吸收されるので、胃の中では吸收されない。

次にペプトンが腸の消化を受けて、どうなるかと云ふと、膵臓の分泌液の中に、蛋白質を上手に消化してくれるところの、トリプシンといふものがあり、それと小腸の中のエレプシンといふ二ツが合同して働いた時に蛋白質は非常に細かく消化されてアミノ酸になる。卽ち蛋白質は酸になつてしまひ、こゝで初めて、分子が細かになるから、水と一緒に動物膜を通つて血液內に入る。その時、血液はアルカリだし、腸の中にあるアミノ酸は酸であるから直ぐ吸收されてしまふのである。

元來蛋白は胃の中にある時には鹽酸の働きで酸性になつてゐるのが、胃から十二指腸に移つて行くと十二指腸には輸疸管が開いて居つて、肝臓から胆嚢を通つて流れて來る胆汁と膵臓から流れて來る膵液とが十二指腸に流入する、それ等の液はアルカリであるから、腸の內容はアルカリ性となる。十二指腸以下の消化はアルカリ性の時によく行はれるもので、特に脂肪の消化が胆汁の助けを受けてよく行はれることになる。

から調べて見ると、洵に人間の體には絕對に矛盾なしといふべきで、それが矛盾を起すのは、人間に慾があつて無駄な物を攝つたりするからで、その結果、身體を壞すどいふことになるのである。

(四) 蛋白質は體內でどう働く

蛋白質は體內でどう働くかといふと、燃燒して熱の原量となつたり、或は發育する爲に必要な場所に持つていつて補ふのである。發育の爲には、牛肉でもウンと食べさせたらいゝ、とよくいはれるが、それは間違ひで、どんなに少く食べても胃腸さへ壞さなければズン〳〵發育する。發育するといつても一日に十瓦位しか發育しないので、しかも其の八割は水であるから、この發育に要する物質は日に二瓦位の小量に過ぎないのである。

一體、人間は一日にどれ位蛋白質が必要かと云ふに、ドイツ人などは以前は百十六瓦攝らねばならぬと言ふたが、私共日本人は、五十瓦で澤山だと言ふことになつてゐる。學者によつては人間の體重一瓩について、〇・六瓦あればいゝといふ人もある位で、さうすると日本人は平均五十瓩だから、蛋白質は三十瓦もあれば宜しいといふことになる。厚生省では、八・九十瓦といふ標準であるが、それは多すぎるので、體重一瓩で一瓦ならば決して少くない、といふのが今日の定説である。しかも之は勞働者のことだから、さうでない人は蛋白などもつと尠くていゝ。勞働者は玄米三合五勺、じやがいも二百瓦、お菜百瓦、味噌三十瓦、豆腐一丁でもいゝと云ふのはそこから來る。それで蛋白缺乏は少しもない。たゞ白米食べたり、半搗米食べたりしてゐると蛋白の缺乏が無いとは斷言出來ない。しかし蛋白缺乏で病氣を起す迄には至らぬが、それに補ひするために鰯や卵や牛乳等を攝取すると言ふことになる。玄米さへ食べてをればそんなものは何にもいらないのである。

それでは蛋白が少な過ぎるとどうなるか、といふと、蛋白缺乏症といふのは私は未だ見たことがない。大體、人間の身を働かすのには含水炭素が主で、少量の蛋白と脂肪とさへあれば、いゝ樣に出來てゐるのである。さてこの蛋白が愈々缺乏してくると、先づ第一に筋肉の蛋白が減つて行くに從つて自然と瘦せてくる、瘦せたら弱るかといふに決して弱らない。病人が衰弱して死んで行く時には瘦せてゐるから、瘦せれば必ず死ぬものだと考へるのは大間違ひであつて、瘦せるのは或る場合には生きる方に向ふ證據だとも言ひ得る。病人の瘦せるのは死ぬ爲に瘦せるのではなく、生かす爲に瘦せるのである。そこの所が解らないで瘦せれば死ぬものと思つてゐる。斷食すれば痩せるに決つてゐるが却つて元氣は出る。筋肉の細胞が減るのではなくて、細胞が持つてゐる蛋白質が融けて行つて、人體の他の場所に役立てると言ふだけのことで、たゞ細くなつて生きてゐるので、死んで行くのでは決してない。

以上述べた樣に蛋白は足りなくても、困ることはないが、反對に多過ぎたら大變で、先づ第一に胃や腸の消化が巧く行かなくなる。全部すつかりがアミノ酸にならないで、蛋白が分解腐敗を起す。それも胃の中にある鹽酸で防腐作用をしてゐる筈なのだが、失張り完全に、速かに順序よく消化されないと腐敗してしまふ。腐敗の例を擧げるとプトマイン中毒がある。これは非常に激しい毒で、それを微量注射すれば、人間は死ぬ位で、さういふ毒物にさへなる。一般に之を中間分解產物と呼んでゐる。この毒性の物が、腸の中に溜ると、腸の壁を傷め、壁は膨脹して、膜が粗になり、そしてそこを毒物が通過して血液內に入つてくる。

自家中毒といふのが是で、萬病の基となるものである。つまり蛋白質が多すぎると、この樣に萬病の原因が釀されるといふことになる。

ところで此の蛋白にも種類があつて、植物蛋白は決してプトマインにはならない。だから蛋白質は人體へ入れば皆同じく人體の蛋白質となるのだから害の無い植物蛋白をとるのがよいといふのが吾々の主張である。それに植物蛋白には、無機物とアルカリを伴つてゐるから、蛋白質にとつての此の上もない保護物質が備つてゐるといふ譯である。それでは動物蛋白はどうかといふに、無機物はなし、アルカリは無し、悪くすると酸過剰を起し易くなる。然らば肉食を主とする國の人も矢張りさういふ病氣に罹り易いかといふに、さうではなく、肉食國の人々には、さうした病氣はない。何故かと云ふと、肉食國の人の胃や腸は肉を消化する爲に完全に設備せられてゐる。つまり動物蛋白を消化する様に構造が出來てゐるのだから、何にもやかましいことは要らない。では何處からアルカリを攝るかといふと、蛋白質の一部を、肝臟でアムモニアに變へる。アムモニアにアルカリの作用を營ましめて、仕事を終る樣に消化工程が出來てゐる。日本人は、さうではなく、植物蛋白と澱粉と脂肪とで榮養を攝る樣に準備づけられてゐるのだから、それに對して、動物蛋白を澤山攝つたら當然悪い。若い時は多少食べても、たいしたことはないにしても、老年になつたら非常にいけない。先づ第一に腎臟炎を起す。蛋白が吸收された以上は、必ず腎臟を通らなければ排泄出來ない。多過ぎた蛋白だけを貯へる場所はなく、蛋白が多過ぎたから肥るといふ譯には行かない。幾分は變化して脂肪に變るといふこともないではないが、多くの場合は皆卽座に、その日の中に、分解されて尿素になつて腎臟から出る。尿素になつた場合は無害だが、それが尿素になりかねることがある、さうするとその中間に分解が止まつて尿酸になる。これが身體に害があるので、レウマチを引起したり、神經痛を起したり、いろ〳〵の病氣の基となる。これはつまり尿酸過剰の害である。それに腎臟は酸の形では通さぬから　アルカリを奪つて出て行く、だから蛋白質を餘計食べすぎると、アルカリ缺乏症を起して、ひどい時は酸過多になる。さういふ風に種々の害惡を伴ふので、此の動物蛋白を食べることは注意せねばならない。それは血液の循環もよく、運動作用も排泄もよく、他の機械も全部よく働いてゐる若い人なら食べてもいゝが、運動もしないで、たゞ御馳走ばかり食べてゐるといふのはいけない。年取つた人が食べると、それからそれへと老人病が起る。

次に動物食にはプリン體といふのを含んでゐる。殊に肝臟とか腎臟だとかにそれが多い。それが食物を通して人體に入ると皆尿酸になる。だからプリン體の多いものを食べると尿酸過多症になる。そこで動物の內臟などを好んで食べる人はレウマチに罹つたり神經痛に罹つたりする。そこへゆくと植物蛋白にはプリン體といふものは伴つてゐない。又動物蛋白にはヴイタミンがない。アルカリが無い、無機分がない、それを骨折つて、わざ〳〵動物蛋白二割は食はねばならぬ、といふことを主張する學者がゐるのは大變な間違ひで、これは日本人及び南洋人には絶對に向かない。たゞエスキモーだとか、ロシヤ人、英國人だとかは、土地の關係上、やむを得ず食べてをつて、さうしてその身體はそれに向つて作られてゐる人種に對する說である。

次に燐に就て述べると、元來、一切のものが完全に消化されるためには、常に、ヴイタミンやアルカリを必要とするが、殊に燐が無ければいけない。人は燐と云へば、直ぐ燐酸と考へるがさうではなく、分折すると燐酸になつて出てくるが、實際體中に存在してゐる際は有機燐となつてゐて、酸過剩など起した場合、これは弱いアルカリの樣に働いて、酸を無毒にしてくれる。だから燐が無ければ澱粉の消化でも蛋白の吸收分解及び配給でもよく出來ない。その樣に重要な燐は、玄米の中には澤山あり、殊に胚芽の中に多い。無論玄米は悉く胚芽を持つてゐるから、そこには燐は多分に含まれてゐる。それを知らずに玄米を酸性食の中に數へてゐる人もある。自分も昔、食物の酸、アルカリが初めて發表された當時に、間違へて玄米を酸性食の中に數へた事があるが、何故酸性食に數へたかといふと、燐を分析して燐酸になつて出て來たから斯かる間違ひをしたのだが、燐といふものは、人間の體の中でも、米の中でも、酸となつてゐるのではない。だから玄米はアルカリ食であり、アルカリがあつて初めて消化新陳代謝といふものが完全に行くのであることをよく知つて置かねばならない。

（五）　脂肪の分解作用

一體脂肪を油の形として攝るといふことは本來人間には歡迎されてゐない。ではどういふ形で攝ればよいかといふに、子供が乳を呑む時には、同時に脂肪分をも飮んでゐるのであるが、その油は水にまざる油となつてゐる。子供の飮む乳でさへ、水に混和する狀態で、ちやんと脂肪を與へてゐる。それは類脂體、生命素、アルカリ、蛋白質等のすべてが働いてをつて、脂は實に細かく乳球となつてゐる。あの形で人間の口腔、食道、胃、腸に行つて欲しいのである。ところが今の人は皆、玄米の油を糠の方に捨てゝ置いて、白米には油が無い、胚芽米には油がないとして、天婦羅、鰻、ヘッド、バター等を食べる。是等ば皆水に混ざらない油として入つてくるから宜しくない。それよりも水に混ざる形にして攝ることが必要である。脂は口腔内では少しも變化は起きないもので、唾液はたゞ脂をなるべく水と混和する樣な形で働く。例へば脂を口に含むと初めは粘々してゐるが、暫くたつと脂氣がすつかり無くなつてしまふ。これは唾液でもつて脂が水と離れ〳〵になる性質を失はしめる爲である。それから胃の中には脂を溶かすリパーゼといふものがあり、それが脂肪を脂肪酸とグリセリンに分解する。グリセリンといふのは唇へつけたりするリスリンのことである。然し胃では脂肪を充分消化せず、大部分は腸へ行つてから消化される。それは腸の中にある膽汁の働きに依るもので、ちようど胃の中にある鹽酸と同じ樣に消化の補助作用をするものである。但し、同じといふ意味は、殺菌するといふ意味ではなく、胆汁が脂肪の分解を助けることをいふので、鹽酸は直接に蛋白を融すのではないけれど、蛋白の融けることを助けるから、その働きに於て同じ樣なもの、といふのであつて、さういふ物質を消化助成劑と名付けてゐる。さて腸へ行つた脂肪は、胆汁の働きと、膵臟から出て來たステアプシンといふものが作用して初めてグリセリンと脂肪酸に分解される。かうして腸內で脂肪酸となつた時に血液がアルカリだから、それを吸收して行く。それから又脂肪の入る乳糜管といふのがあり、之は不思議な働きをする。一體、腸の內面にはビロードの樣な毛が細かく生えてゐて、この毛の中に血管も乳糜管も入つてゐる。この乳糜管は極く細かく水に混つた脂肪球をも取り入れる。さうして腸の內にある脂肪酸が、腸の壁へ入ると直ぐ再び脂肪になる。それでお乳の樣な白い色で乳糜管の中に入つて行くが腸間膜淋巴腺といふものがあつて、そこを通ると完全に消化された液體となり、人體を廻ることになる、この樣な裝置を經て吸收されるものであるから、脂を餘計食べれば餘計丈夫になるといふ譯には行かないので、中々骨が折れる。だから脂肪は人間の食物の中で一番少くてよいので、大體一日の量は澱粉が一番多く千四百瓦、蛋白は五十瓦、脂肪は十七瓦程でよく、その十七瓦の油が人間の胃の中で處分されて血液内に入つて働き、燃燒して熱の原因となる。また必要な處には、油となつて、ちやうど物に譬へたら瀬戸物と瀬戸物のぶつかることを防ぐ爲に木綿を入れる樣な具合に脂肪が物の合せ目のところに入つて、摩擦を防ぎ、餘計な空所を塞いだりする役目をする。この脂肪が多過ぎると過多症になるが、少な過ぎるからといつて害になる樣なことは、殆んどない。

しかし尠な過ぎても困るので、何故ならば、本來脂肪の中には、ヴイタミンA、生命素、類脂體といふものが入つてゐるから、脂肪が必要なのは脂肪そのものよりもヴイタミンAや生命素、類脂體といふものが入つてゐるから大事なので、つまり箱よりも中身が大切なのと同じことである。それを考へずに、それらの要素を含んでゐない脂を澤山食べて、御馳走だと思つてゐるのは大間違ひで、是は直さなければならない。ところで同じ十七瓦の中にそれらの大切なものを含んだものを攝るには、その脂を何から求めるかといふことになるが、胡麻や玄米、豆等からとればよろしい。尙、脂肪には以上の外に必ず無機物とアルカリを伴つてゐなければならないが、胡麻、玄米、豆にはそれが含まれてゐる。それをバタ、ヘツト、胡麻油、種油、大豆油、オリーヴ油、サラダ油などといふ分離した加工油から攝つても駄目で、肝油にはヴィタミンが或程度あると云ふが、鱈の肝臓内には僅かしかない。併し白米を食べてゐる人は、ヴィタミンA缺乏だから肝油でも飲ませよう、八ツ目鰻でも食べさせよう、といふことになる。結局、我々は脂肪の效能は、脂肪以外のものにある、といふことを深く知らなければならない。

（六）脂肪が多過ぎるとどうなる

さてそれなら「脂が多過ぎたらどうなるか？」脂が多過ぎたら、胃、腸の消化を妨げるから成るべく少い程度に於て完全に目的を達する様にしなければならぬ。多過ぎた脂肪は或程度は貯へられるが、餘り餘計になると、所謂脂肪過多症といふものになつて體重が重くなる。筋肉が堪へ得る以上に體重が增すと、筋肉は非常に迷惑する。筋肉の働きを助ける爲にアルカリや榮養素を送らねばならず、心臓は非常に働かねばならない。そこで肥つてゐる人は心臓麻痺を起し易いといふことになる。それからその脂肪を皮下に置いても、內臓の間に置いても、未だ置場がないと、心臓のぐるりを取卷くから、脂肪心臓といふものになり、その機能が鈍つて、遂には脂肪が心臓の筋肉内に入つて筋肉の繋ぎが緩くなり、心臓破裂といふことさへ起ることになる。さういふ風に筋肉の脂肪變性だとか肝臓の脂肪變性だとかを起すことになるから脂肪過多は恐ろしいのである。

（七）脚氣は玄米で癒る

次に脚氣といふ病氣がある。之も新陳代謝病といはれるもので、どうして起るかといふに、澱粉を餘計攝り過ぎて、ヴィタミンB_1が足りないので、之は白米には入つてゐない。理想的の七分搗にはB_1は三分の一か四分の一は入つてゐるが白米には零である。それで胚芽米や七分搗を有難がつて食べてゐるが、それでは脚氣は治らない、又潛伏脚氣も治らぬ。之は海軍の軍醫方もいつてゐることで、それを治すには、どうしたつて玄米でなければならない。玄米は洵に完全食である。

さてヴィタミンB_1が缺乏すると、白米の澱粉が皆惡い分解をして、乳酸分解から酸過剩症を起したりして神經の末梢を害する。之を白米中毒といふ。指が麻痺する、唇が麻痺するといふ工合になつて、遂には感覺が鈍くなり、次第に麻痺の程度も強くなつて上へ昇る。足の先から上つて來て腹に來る。腹に來ると便通が却々出惡くなり、灌腸したり、下劑を飮ましたりしても出ない。文化生活してゐる人で、便通の惡い人は、大抵、潛伏脚氣にかゝつてゐる。腸の末梢が痲痺してゐるから、腸の動きが思ふ樣に行かないのである。それから上へ行くと橫隔膜痲痺で息切れがする。その上へ行くと心臟痲痺を起す、それが衝心脚氣といふもので白米中毒病ヴイタミンB_1缺乏症である。

それで、糖尿病、腎臟病、脂肪過多症、白米病の脚氣などを新陳代謝病と唱へる。さういふ病氣は、正しい食物を正しい分量に攝つてゐる人には起らないのであるから、論ずることも硏究する必要もない。人間といふものは正しくさへしてをればよい、といふことになる。

では、「どういふことが一番正しいか？」それは大自然が一番正しいので、大自然に倣つて我々は生きて行くべきである。卽ち空氣と日光と水との外に與へられたる食物を多からざる程度に食べることで、さうすると自ら節米になり、健康になつて、子孫繁榮して國家も榮えて行く。もう一度繰り返して云ふと、多過ぎてもいかず、消化が早過ぎてもいかず、餘計吸收されてもよくないといふことになるので、物は程よくすること、是が新陳代謝異常を防ぐ法で、又長壽の法でもある。

第十三章　泌尿器の話

（一）泌尿器とは

腎臓、腎盂、膀胱、尿道を云ふのである。

先づ其の生理的機能を述べて見ると、腎臓は體液中の不用成分若しくは有害物質、自家發生毒素等を體外に排泄せしめんとする機能を有する臟器で、其の構造は無數の血管が悉く毛細管に分れて総《フサ》の様になつて腎臓に擴がり、其の各々の毛細管の周圍には腎臓の上皮細胞と稱する細胞が間《ま》なく隙なく毛細管を取圍んで並列してをり、其の毛細管の中を血液が、丁度赤血球が一列をなして通り行く程に細くなつて流れるのを腎臓細胞が一々點檢して其の血球周圍の液體中不用又は有害の成分をば水分と共に吸收して血管內より取り除き、それを腎盂と稱する漏斗を通して膀胱と稱する嚢に集め　其の間に又水或は多少有效の部分は再び吸收して、之を身體に返し、いよ〳〵有害の部分を尿として尿道より外界に排泄するもので、此の際平生の食物が蛋白質の濃厚に過ぎる時は、それが尿成分を濃厚にし、從つて腎臟の過勞を來し、又は食物により、アルカリ缺乏又は酸過多症を來す時は、それは腎臟上皮細胞の機能を弱らす、又は扁桃腺炎、猩紅熱等に罹る時は其の後約三週間にして腎臟炎を起すことがあり、又水銀或は亞砒酸の中毒に罹る時は同じく腎臟炎を起す。又結核菌の侵入によつて腎臟結核を起すことがある、然し腎臟も他の臟器の如く生理的生活を營んで健康なる人には高老年に至る迄、腎臟にも膀胱にも病はないものである。

（二）腎臟炎

前述の如く動物性蛋白食の過剩、食鹽の攝取過剩、扁桃腺炎、猩紅熱等が原因となつて起るもので、其の症狀は急性の時は發熱、腎臟部の疼痛、顏面特に上眼瞼部の浮腫（水氣）、尿量減少、尿中蛋白反應陽性、其他の全身症狀で、攝生宜しきを得れば自然に治癒の傾向にあるも、增惡する時は全身に浮腫を來し、尿中蛋白は增量し、尿量減少し、一晝夜に亘りて尿利を見ざるに至れば之を無尿症と稱し、險惡で、往々尿毒症發作を來し、心臟麻痺を起して致死に轉歸することがある。腎臓炎の療法としては特別のことがない。食事療法が最も大事で、肉、魚、鳥、卵等動物蛋白食を廢し、大體植物食となし、食鹽は極度に之を減じ、白米、砂糖等酸性食は之を廢し、玄米、菜食、生食とし、辛辣物等刺戟強きものは避けなければならない。西洋では牛乳療法などが行はれてゐるが日本人にとつては決して宜しきものではない、藥物にも頼るべきものはない。食慾も減退するのは常であるから自然食量の多くないことがよいのである。

（三）慢性腎炎

浮腫は症狀により輕度若しくは强度にして持續性である、尿中蛋白も又慢性に存在し、症狀は一進一退して經過數年に亘ることあり、時に又眼に蛋白尿性網膜炎を併發して失明することもある。又急に增惡して尿毒症、心臟痲痺によりて致死することもある。本病は治癒困難にして豫後不良である。早期に嚴重なる治療を講ずることが大切である。

腎臟病と血壓亢進は免れ難き因果關係を持つてゐる。特に慢性腎炎の如き場合には腎臟の毒物排除作用の衰ふるに從つて血液の壓力を高めて幾分の補ひをせんとするためである。そして其の血壓の亢進するにより腦溢血等を起して致死することもある。

（四）萎縮腎

之れは老人に來る病氣で、慢性に經過し、治癒困難なるものである。症狀としては夜間排尿量の增加するものであつて、尿は水樣稀薄であつて、通常微量の蛋白を含有してゐる。之れは老人性變化として腎臟の縮小したるもので、尿量は大であるが尿中に毒物の排泄量が割りに少くなり、毒物の體中に停滯する傾向があり、又血壓の亢進も伴ひ、時に危險を來すこともある。併し特別の療法もない、唯腎臟の萎縮に平行して食物の完全なるものを少量に攝ることに習慣をつくる時は體內の毒物發生も從つて減じ、其の間に自然出入の平衡を保つやうになつて生命に別條を來さなくなるのである。

（五）腎臟結核

之れは年の若い人に來るもので、結核菌が腎臟を侵して腎臟炎の症狀を起し又屢々血尿を來す。抵抗力の弱きものには不幸の轉歸を取ることがあるが、治癒の傾向を有するものである。治療法としては外科的に侵されたる腎臟の一方を剔出することもある。併し他の一側が侵される時は致命症である。矢張り生理的の食養法を守つて抵抗力を復興し、病菌に打勝つことを第一方策とするのである。

(六) 腎盂炎

腎臟より送り出さるゝ尿を受取り之を輸尿管によりて膀胱に送り出す場所である。漏斗狀をしてゐて、其の漏斗管の末が輸尿管に移り行くものである。此の部に炎症を起す原因は略々腎臟炎の場合に同じで、又腸チフスの經過中に之を起すこともある。

不規則の高熱と腎臟部の疼痛を起す、微量の蛋白と腎盂細胞が多量に尿中に證明せらるゝのである。之れは自然に治癒する疾患で危險のないものであるが、完全なる食養法は腎炎の場合と同じである。

(七) 膀胱炎

原因は略々腎炎の場合に同じであるが腸チフスの經過中に來ることもある。又淋毒菌、大腸菌等によりて之を起すこともある。大腸菌によるものは惡性ではないが、淋毒菌によるものは慢性にして且つ他の併發症を起す危險がある。膀胱炎の一般症狀は不定の高熱と膀胱部の疼痛、殊に排尿時に疼痛强く、爲めに排尿困難を起すことがある。從つて一回の尿量は少量で排尿回數は增加する、一回の排尿中尿の初めの部分は稍々透明なるも、尿の終りの部分は溷濁して膿狀を呈することがある。特別の療法はないので、腎炎同樣食養法によつて自然に治癒するより外はない。何れも急性の場合には安靜を守ることが必要で、慢性の時は其の必要はない。

（八）尿道炎

尿道炎は大腸菌又は淋毒菌の侵入が原因であつて、後者の場合が最も多く、急性より慢性に移行して治癒困難である。不治の病ではないが唯淋毒性の場合には更に進んで淋毒性心臟內膜炎、淋毒菌性關節炎等を起す虞れがある。尿道炎の症狀は初め不定の熱が出て、尿意頻數になつて、排尿疼痛の爲め排尿困難に苦しめられる。又尿の初めの部分は膿樣溷濁を呈し、終りの部分は却つて透明に近い。本病に對しては種々の療法があつて、藥物の內服、藥液の外用、局所の熱療法、ワクチン注射療法等があるけれども完全必治の方法はない。完全にして生理的な正食法によつて萬病を根治することが最上である。

（九）結び

要するに泌尿器は攝取せる榮養分の最終の處分場であるから、榮養分の完全なると不完全なるとは莫大の關係を持つものであつて、人は往々精製した材料を持ち運べば、穀も少く、塵も少なく、處分に世話がない樣に考へる向きもあるが、事實はそれでは濟まぬもので、精製した物は無駄がない、不要物を皆取り除いてあるから便利と考へてをるが、不要物と思ふて取り除いたのが、實に大切なものであつて、之を除かれては生命の維持がむづかしく、却つてそれを他の物に仰がねばならなくなり、それを他から仰ぐことになれば、前に攝つたものと調和が取れなくなり、それが最後の最後迄不調和に終り結局腎臟炎等を起すことになるのである。

卽ち自然食には左程不必要分がなく、それを取り除かなければならぬ程の無駄なものが一つもないのである。稻について云へば藁とか、籾殼とかは取り除かるべきもので、玄米そのものに附屬して居る糠や胚芽は何れも重要不可缺のものであつて、玄米で食すれば蛋白も無害の植物蛋白で、アルカリをも伴つてをるから腎臟には全く無害であり、脂肪も澱粉も豊富で、更に不足分を他より仰ぐ必要がなく、ビタミンも無機分もアルカリも充分で有害物は殆んどないのであるから、腎臓は一生百年間働いても過勞と云ふことなく、萎縮することとすらない。之に反して精製して不用分を取り除いた積りの白米や白パンに於ては脂肪も少なく、蛋白も少なく、アルカリも少く、無機分も少なく、ヴイタミンも少く、類脂體も少い。其の不足分を肉や魚から蛋白を補はうとするから其の蛋白がアルカリーを伴はない、又無機分を伴はない蛋白であるから、酸性に傾いては腎臓を害し、無機分が乏しいから內臓の器質を堅實にする力が乏しく、從つて抵抗力が減弱して僅かの躓きで、疾病を起す樣になるのである。

白米には脂肪が乏しいので、之を肉魚の脂肪に仰がんとすれば、それにはアルカリも伴はず無機分もないから、酸性に傾いて又腎臓炎を起しかけるのである。白米には無機物の伴はない爲めに器質の薄弱を來して同じく抵抗力を減弱せしめて、機能の不安定を來すのである。

含水炭素卽ち澱粉にしても、白米では、ヴイタミンがなく、アルカリも伴はず、無機物がないから、澱粉も終ひには酸性に傾き、腎臓に悪いのである。自然には無駄なものは一つもない、玄米でも糠も必要、胚芽も必要、一皮でも捨てゝよいものはない、此の完全正食に、更にアルカリ、ビタミン、無機物を含む野菜を副食にすれば更によく、卽ち腎臓病にかゝらず、又腎臓病も治るのである。

第十四章　人體の運動――筋肉、骨、關節

（一）レウマチスは自家中毒

運動器は筋肉と骨と關節からなつてゐる。運動器にどんな病氣があるかといへば、第一にレウマチスがある。これには筋肉レウマチスと關節レウマチスなどがある。

レウマチスの原因は外から入つて來たものゝ中毒もあるが、大體において自家中毒である。それが筋肉の痛みを與へ、動く自由を失ふ。慢性になると、少し重い物でも持ち上げることが困難である。レウマチスは世間によくある病氣であるから大抵御存知のことゝ思ふがレウマチスは決して炎と同じものではない。筋肉炎や關節炎になると赤くなつて腫れて分泌物が出來たり、化濃したりするけれども、レウマチスは化濃もしなければ、赤くもならない。別段これと云つて外觀に變化は無いが、たゞ動かすと痛い、押すと痛い程度で炎とは異ふが、運動を妨げ

ることは殆んど同じである。併しレウマチスは治れば綺麗に治つてあとを殘さない。ところが炎になると、治つたあとも瘢痕が殘る。レウマチスはそれだけ輕い。

之は若い人には起らず、四十歳位から以上の人に起る。世間に四十手、五十手といはれる如く手に痛みが來る。肩が痛んで外套が着られない。女の方は帶が締められない。髮も結ふことが出來ない。この病氣は筋肉を使はない人に起る。もし勞働者に起つたら大變だが勞働者には起らない。筋肉を使ふ者には起らないのである。働かない筋肉に毒が働き、それがレウマチスになる。殊に働くべき場所、例へば腕などは一番働くべき場所であるのに、働かずに置くと、一番始めにそこへ起る。關節に起るのも原因は同じである。關節に起ると關節が痛み、筋肉に起ると筋肉が痛む。また兩方一度に來ることもある。レウマチスは中毒を豫防すれば起らぬに決つて居る。又、動かす習慣をつけておけば起らない。之が急性の時には、三四日若くは一週間位は靜かにして置く。二週間も經つたら、今度は動かさねばいけない。痛くても何でも動かす。少しづゝ段々に動かす樣にする。それを痛いからといつて放つておくと、何時までも治らない。固つて治らぬ。痛さに負けずに動かせば、血液の循環がよくなる。一方毒をすつかり洗ひ出すと云ふと、再び完全に働ける樣になるから、これらの點を目ざして養生しなくてはならない。

關節レウマチスでも矢張り同じである。急性の時には暫くそうつとして置いて、一週間二週間經つたら動かす。自分で加減しながら、何日でも或は何ヶ月でも忍耐をして動かすと必ず打勝てる。

（二）筋肉炎、關節炎

筋肉炎とか關節炎になるとレウマチスと樣子が違ふ。筋肉に來るのは多くは化濃する。柔かい筋肉が腫れて固くなり、それが又柔かになつて膿が出る。膿は深部から出て來る。しかしこの病氣は滅多にないが關節炎はずゐぶん多い。殊に結核性關節炎が多い。

結核性關節炎になると却々難しい。一體關節と云ふ所は滅多なものゝ入つて行ける場所ではない。非常に嚴重に保護されて居る。そこに結核菌が入つて行つて惡くするのだから、餘程抵抗力が衰へてゐる證據である。從つて治療も骨が折れる。然し必ず治る。必ず治ると云ふ信念を以つて正しく養生すれば治る。第一の注意は原因を反復しないこと、そして抵抗力を强める健康法をやらなければならぬ。

關節炎はあまり早く動かさぬ方がいい。暫くそうつとして置く。關節の間に水が無くなるまで、食物の養生とか、日光に當るとか、又最初は冷す事もあり、溫める事もあるが、それは醫者の言葉に從ひ、すつかり腫も引いて、水も無くなつた時にそろ〳〵動かし始めて、完全に元の樣に動くまで、忍耐しなければならぬ。レウマチスと違つて、さう始めから呑んでかゝる譯に行かない。悪くなると故障が出來、遂には取返しのつかない事になる。

(三) 骨の病

骨の病氣には骨髓炎とか、骨膜炎とか、又は主に骨結核並に骨黴毒等がある。結核が來ると、カリエスになる。卽ち腐骨症――肋骨が腐つて來たら肋骨カリエス、脊椎が腐つて來たら脊椎カリエスと云ふ病氣が起る。これも治る。結核であるが故に治ると言つていゝ位だ。併し急には治らぬ。急に來ない病氣であるだけに又急には治らぬ。之は結核のところで述べておいたが養生法としては第一、日光浴、よい空氣、よい食物、よい水を攝り、適當な運動を行へばよい。何でも病氣と言へば肉を食へ、魚を食へ、滋養物を食はねばならぬ、鰯の一匹でも食はねばならぬと、どの書物にも書いてあるが、それは間違ひである。かへつて逆に抵抗力を弱らして病氣を反復される惧れがあるので恐ろしい。それよりも骨の病氣と云ふものは、無機物とアルカリが多いことが、必要なのである。

アルカリを多く體に取つて置くと、血液はアルカリが多すぎて邪魔になるから、骨や齒へ持つて行つて、アルカリ、土類を皆置いて來る。それで骨が强くなり齒が强くなる理窟だ。何としても、アルカリと無機物とヴイタミンDが必要である。ヴイタミンDは野菜や果物に含まれてゐる。牛馬の骨や齒は皆な藁や草から來る如く、我々の骨も齒も野菜から出來る。從つて骨の病氣を肉や卵や魚で治さうと云ふのは方向が間違つて居るのだ。醫者が手を放した脊椎カリエスの病人が、玄米菜食で良くなつた實例が幾つもある。かうした方向によつて治りかゝつた者は、其の後もこの方向を間違ひなくやつてをればよいが、方向を違へると今度は却つて大變なことにならぬとも限らぬ。逆作用を起して以前よりひどくなる惧れがある。

例へば肋膜炎の子供などが大變良くなつて、さあ良くなつたからと云ふので、お菓子が欲しい、何が欲しいで、砂糖氣など盛んに食べさせると、病氣が逆戻りして亡くなつたやうなことがある。この方法がよいと思へばそれをあくまで信じて實行しなければならない。

骨が惡くなると內臟へ影響する。例へば、脊骨の一部分が腐骨症にかゝると背骨は曲る。左側に曲ると左側の脊髓は押しつけられる。手足へ行く神經は脊髓を通つてゐるから、神經が壓迫を受けて痛みが起つたり、神經の支配する場所が痲痺したり、榮養が惡くなつたりする。さう云ふ時は仕方ない。體をグツと伸し、ギブスをかけて、體を石膏で卷いて、動かなくして、暫く寢かして置くとよい。

併し榮養の攝取が惡いと、何年ギブスを當てゝ居つても、惡くなるばかりである。ギブスを當てなくとも、正しく平らかに寢かして置いて、榮養を整へて行きさへすれば、腐つたところにドン〱新しい骨が出來て來る。そして結核菌など追ひやられて綺麗に治る。之は必ず治るものと思ふ。あまりひどくなつたのは仕方がないが、大體は治るものであるから早く其の正しい治療にかゝらなければならない。

第十五章　神經系統の疾患

（一）　末梢神經の諸病

先づ末梢神經から說く。これは脊髓、腦髓と同じく非常によく保護されてゐる。人間を飢餓に陷れて見ると、一番最後まで目方が減らないのは、腦髓、脊髓、神經である。外の物が皆犧牲になり、目方が減つて食物の代りに融けて神經系統を養ふのである。そこで人間の一番大切なものは、腦髓、脊髓、神經であることがわかる。それともう一つ大切なのは、所謂生殖細胞である。神經の爲に內臟も筋肉もあるのかと思ふと、實は內臟も神經も一つに生殖細胞の爲に存するのである。

從つて腦髓、脊髓は完全な場所に置いてある。頭には髮の毛が生えてゐて僅かな障害物でも近づいて來たことがわかる。之の下には厚い非常に强い皮膚があり、その下には丈夫な骨がある。尚又その下に厚い骨膜（硬腦膜）がありそれから軟かな骨膜（軟腦膜）がある。そしてその內部に腦が包まれて居る。容易な事で腦震盪など起さぬ樣になつてゐる。同じく背骨の中を柔かい脊髓が通つて行つて、其處から神經が出てゐる、と云ふ組織であるから、餘程よく保護されてゐるので、そんなところに黴菌が入つて侵すといふのは、抵抗力が餘程弱つたからである。

末梢神經に起る病氣は、神經痛、神經炎、神經痲痺である。脚氣の時に足が萎へて動けぬと云ふのは、末梢神經炎の結果である。神經痛とレウマチスとはどう違ふかと云ふと、レウマチスは、肩が痛ければ、肩だけが痛い。だが神經痛はその神經の通つて行く經路が皆痛い。だから、痛みがずうつと神經の張つてゐる通り――例へば坐骨神經痛などずつと足の先まで痛む。神經の經路が全部痛いのが神經痛である。

神經痛の原因もいろ〳〵あるが、何と言つても中毒が第一の原因である。毒さへ行かなければ神經痛など起らう筈がないのである。それではどのやうな工合に毒が働くか――神經の周圍には、血管がまるで網の目の樣に包み、冷やさないやうによく保護してゐる。それが中毒にかゝると、血管が痙攣して冷たくなり、ズーンと痛んで來る。お湯に入ると、それが緩むで痛みが薄らぐ。血管が膨れた時には悪い物を持つて行つてくれる。いゝ榮養分も與へてくれるから、神經痛といふ作用がなくなるのである。然し又お湯から上つて湯冷すると痛んでくる。根本的には毒を排除するのが一番である。

毒は常に腸の方からやつて來る。痛められた神經はまた非常に過敏になるので、少しの毒による障害でも非常に痛く感ずるものである。

ところで毒を去つてしまへば神經痛は治るかと云ふと、直ぐには治らない。一度痛められて過敏になつた神經は、僅か殘つてゐる毒でも苦しく感じて痛みは容易に去らない。併し中毒の源を去つてさへおけば必ず治る。治る日數の長短は、其の人の體質にもより、其の人の中毒程度にもよる。インフルエンザは神經系統や胃腸系統を侵し、呼吸器系統をも侵す。普通の風邪引はさうでなく、喉風邪なら喉風邪、氣管支なら氣管支きりで、神經系統や胃腸系統を侵さない。然しインフルエンサが治りさへすれば犯された前述の系統は皆治る。たゞその人の體質によつて慢性になる事もある。それを注意して原因を去れば必ず治る。神經痛はひどいのになると自殺する人もある位ゐ苦しい病氣である。併し治るとあとは殘らない。所が神經炎はあとが殘る。そじて場所によつてひどく痛む場合と一向痛まない場合とある。また神經痛は痛いばかりで痲痺にはならないが、神經炎は痛みは強いこともあるが、さう強くなくて痲痺がひどくなつて來ることがある。脚氣など筋肉を押せば痛いが、普通にしてをれば痛みはひどくない。さうして麻痺の方が早く來る。足の皮膚など觸つて見ても感じが鈍くなる。これが遂に筋肉麻痺まで起る樣になる。このやうに神經炎は痛む場合と痛まない場合とある。坐骨神經痛などは痛い。三年も五年も、否二十年も三十年も坐骨神經痛に罹つて居る人がある。こんな人でも食物を直せばすつかり治つてしまふことがある。それ故長くなつたからとて放つて置かないで、正しき道を求めて治療しなければならない。

神經炎の麻痺の一例を擧ぐると、先づ顏面麻痺と云ふのがある。顏が麻痺して、口も片一方締りがなく、目も片一方締りがなくなつて、顏が曲つてしまふ。つまりいゝ方が締つて麻痺した方が緩むために、顏の恰好が變るのである。

また骨の穴から神經が出て來る所で、其の穴の中の骨膜が腫れ、神經が締めつけられる爲に、麻痺が起る事がある。これ等はひどくなければ或程度は治るが、完全に治るといふことは難しい。いづれにしても、神經炎も麻痺も命に係ることはない。けれども脚氣の樣に全身に來た時は敵はない。脚氣は全身に末梢神經炎と麻痺が起きるからそれで危險である。たゞ一本の神經による一部の故障ならまだしも、脚氣の麻痺が全身を侵すと命にかゝはるから恐ろしい。

然し脚氣は主として食物の關係が原因で、白米等食べてゐるから起るのである。

（二）精白米の有害の一例

或學校へ行つた時そこの校長さんが「泰國へ行つて來た人の話に、泰國では粗末な物ばかり食つてゐるから一度病氣すると却々治らない。日本人も泰國と同じに米を食つてゐるのだから、よく用心して、矢張り副食に榮養物を食はねば駄目だといふのです。私は菜食をやつてゐますが、泰國民みたいに弱くなつては困ると思ふのですが之はどんなものでせう」と私に問ふ。私はかう答へた。「それは泰國の樣に、搗いた米を食べてゐるからで、日本人もこれまでの樣に白米を食べてをれば、それに蛋白や脂肪を補はねばならぬし、無機分もアルカリもビタミンも補はなくてはならぬからいろ〳〵な副食物を攝らなければならぬでせう。併し泰國でも日本でも、玄米を食べさへすれば問題ぢやない。玄米にはあらゆる榮養分があるから」と。

今日泰國では玄米を食ふことが出來ない樣な組織になつてゐる。なぜかといふと、世界の金持共が泰國へ來て、米の精白機械を備へ全國の米を買ひ取つて、精白してから泰國民に賣り渡す。其の金持共は外國の金持であるから謂はゞ敵國の人が死なうと生きやうと問題にしない。

まことに残酷な話といはねばならぬ。

我日本國民はさういふ様なことのない様に用心しなければならぬ。此の點が段々解つて來たことが有難い。搗いた白米を食つてその補ひにと言つては肉や魚を食べてゐると、其の内には必ず自家中毒が起るのである。是非これは正しく導く様にしなければならない。卽ち泰國人が死亡率が多い第一の原因は脚氣である。よしんば脚氣とまで行かなくとも、潜伏脚氣になつてゐる、それで心臓が弱つてゐる、其のため一寸病氣になつても斃れる。

末梢神經炎それ自體は大したことでないけれ共、油斷はならぬ。末梢神經炎を起さぬ様にするには自家中毒を起さぬ様にすることだ。インフルエンザも自家中毒を起しさへしなければかゝらないから安心である。どんな藥を用ひたとて痲痺した神經を取返すことは不可能である。長い間かゝつて養生して薄紙をはがす様に治るのであつて、注射や何かで卽決に治るといふわけにはゆかない。

（三） 腦髓は全身機能の中樞

腦髓は實に複雜なもので、一切の源が腦髓に集つてゐる。丁度東京市に全國の機能の中樞が皆集つてゐる如く、大切な場所である。そこには血管の中樞、筋肉の中樞、知覺の中樞、ホルモンの中樞、そのホルモンの數だけだつて幾種類もあつて、ピアノのキイを押す樣な具合に、どれを出す時にはどこを押せばちやんと出るといふ具合になつてゐる。例へば姙娠したとなると姙娠の前からずつと子宮の方へ血を送つてゐるが、子供をお腹に持つと益々血が多くなつて、榮養を充分に送つてやる。それから子供が大きくなつて生れる時になると、筋肉を收縮させる所のホルモンを送つて收縮させる。いよ〳〵出產のときには血を止めるホルモンを送り出血を止める。子宮の始末がすんだら今度は乳を製造する。それで子供が生れると直ぐ乳を飮ませることが出來る。初めの乳は濃くして、その次は薄くして又段々濃くする。まことに巧妙を極めた大切な働きをするのが腦髓の作用である。

（四）腦膜炎

腦膜炎は腦を包んでゐる膜で、それが侵されるとその影響を腦髓が受ける。腦膜炎のうち化膿性腦膜炎は、化膿菌が入つて膿を持つ、之は致命症である。次に結核菌が入つて來ると、結核性腦膜炎を起す、之もまた致命症である。この二つはどう異ふかと云ふと、化膿性腦膜炎は急激に來る、僅かの日數の中に生命を奪つてしまうが、結核性腦膜炎は一ケ月二ケ月とゆつくり來る。何だか時々頭が痛い、熱も少しある樣だといふ樣にゆつくり始つて、何時始まつたか分らぬ位でたうとう譫語を言つたり、目を釣り上げたり、首が反りかへつて見たり、目の一方は上へ向いて一方は下を向くと云ふ風に、いろ〳〵な症狀を起す。腦膜炎も流行性腦髓膜炎と云ふのは助かる事がある。助かるパーセントは、百人のうち三十人か四十人あるといふ。この黴菌は双球菌、丸い黴菌が二つづつ繫がつてゐるのが腦膜に入る、この病氣にかゝる人は皆滲出性體質である。さういふ體質の人は常に體質を改善して置かなければならぬ。

化膿性腦膜炎の方は、どこかにおできが出來て化膿するか、又は面疔が出來た時にその膿の黴菌が腦の中に入つて行く。結核もどこかの淋巴腺にある結核菌が腦髓まで入つて行くのである、流行性腦膜炎は咽喉に黴菌が附いてゐて健康者にも大抵附いてゐるが、その黴菌が何時か抵抗力の弱つた時に腦へ行つて腦膜炎を起す。

それから腦炎といふ病氣がある。これは腦自身が病氣にかゝるので二種類ある。夏の暑い時に起る腦炎は流行性腦炎とも唱へて、よく眠り病と同一視されてをるけれ共實は違つてゐる。腦炎は昏睡狀態になるのであつてたゞの眠りではない。夏に來る腦炎は重いのが多い。それから多に來る腦炎、それは大正八年頃にインフルエンザの大流行の時、外國から一緒に入つて來たもので嗜眠性腦炎といふ。これは昏睡ではなく熱が出て非常に睡くなる。二週間位いゝ氣持に眠つてゐる。苦痛はなくて、起して御飯を食べさせれば食べるが箸を落して又寢てゐる。便所へ行く位は自分で行つて、歸つて來ると又ねむつてしまう。眠る中樞の所に病氣があつて眠らせるのである。之れと別に睡眠病と云ふのは熱帶にあつて、原蟲といふ極く下等な蟲が原因となつて起る。夏に起る腦炎も、嗜眠性腦炎も、治る場合もあるにはある。絕對に死ぬとは限らない。嗜眠性腦炎だと先づ二十から四十パーセント死んで、あとの五六十パーセントは助かる。然し助かつても矢張り後から病氣が起り易い。夏に來る昏睡狀態の腦炎だと、大抵六十パーセントの死亡率で四十パーセント位治る事もあるが、治つても滿足な腦の働きは出來ない場合が多い。

（五）腦溢血

腦髓は骨で包まれ腦膜に包まれて居て細く薄い無數の血管で包まれてゐる、その血管が破れると其の所は血の循環が止りそれより下に血は行かない。そしてその血管が支配してをつた所が痲痺する。右と左に腦が分れてゐるからもし右の或場所に出血したら、左の足が動かない。「何故か？」右の腦半球から來た神經はそれは脊髓を通つて左へ行くからである。

血管が破れて多量に出血すると卽死する。何故血管が破れるかといふと、平素の不養生によつて脆くなつてゐるところへ急に血壓が高くなるために破れる。血管はしなやかで新しいゴム管見たいに大抵の壓力が加つても破れない。又血壓が高くなるといふのも、高くしなければ血の循環がよくならないから自然と必要上高くなつてゐるのであるから、血壓が高くなくてもよく循環する樣な血を持つてゐなければならぬ。血がねばりさへしなければ循環はすら〱行くものであるが血管もよく血を通はせる血管でなければならない。(循環器の章參照)卽ち血壓の高いのと血壓亢進と血管硬化とが腦溢血の原因である。血壓が百七十以上にもなれば腦溢血が起る。萬國の生命保險では百七十を以て三年の命と見て居る。況んや二百以上に上るとその一年が危險である。百七十以上で、それと共に動脈硬化のひどい人はよほど注意しなければならぬ。血管の硬さを計ることは出來ないが脈を取れば醫者の手に解る。腦溢血は一度破れても治る。併し二度も破れる時は危險である。

血壓を下げる方法としては第一に血液を濁さぬ樣に綺麗な食物を食べるとよい。綺麗な食物とは、野菜、果物、玄米、豆などの天然自然の、人間の手をかけない、命のある、生命素の充分ある食物を選んで、大食すると自家中毒を起すから大食しないやうにする。ところが食物を淸くしてをつても、自家中毒が起るのはどう云ふ譯かといふと、胃腸を損ふのと、胃腸の網の目が粗くなつてゐて、胃腸自身が動物性蛋白質をよく消化することが出來ないので、本當の自家中毒を起す。肉食をしないでも自身の體から出て來る蛋白質(頭から雲脂が出る樣な)――それは却々澤山なもので、それを消化することが出來ずに、その毒にやられるといくら養生してをつても効果がない。然しこれも原因は食である。

「それでは食物の分量はどれ位が適當か?」食物を少くして一時は瘦せても、適當な分量にすると、又自然と中肉になる。そこらはどうしても、自分が自分の體の最もよき醫者になるやうに心懸けねばならない。

(六) 腦徽毒

腦徽毒には治療法がない。徽毒を治すお藥は腦髓の中まで働かないからである。そこを目がけて、徽毒の病源スピロヘーターと云ふ螺旋狀になつた微生動物が腦髓の中に入つて行くと、六百六號位では追ひつかない。水銀でやれとか、何とか言つて人間の體まで中毒する位の强い藥を使つても屆かぬのである。腦黴毒にも幾種類かある。腦髓の表面だけを侵す場合がある。腦髓の表面は智能を司つてゐるから、そこを侵されると痴呆になる。それが段々擴がつて、進行性痴呆と云ふのになればお終ひである。脊髓は右左に別れ　又前後に別れてをり、神經はいろ〳〵な場所を通るが、ちやんと一定の場所へ行く樣に、脊髓でもつて整理されてゐる。この脊髓の膜が侵されると脊髓膜炎になる。之になつたら脊骨が出つて了ふ。それから腐骨症といふのは脊骨の柱が腐る。次に脊髓痲痺があり、脊髓出血といふものもある。小兒痲痺も脊髓の病氣である。脊髓に起る傳染病である。その原因は顯微鏡でも見えない位なもので、まだよく研究されてゐない。然しこれは多いものではない。殊に體質を健全にしておきさへすれば心配はない。元來こんな病氣は日本に無かつたものだ。病氣も段々新しい病氣が入つて來る。日本人の體質が弱るに從つて、外國から幾種類でも入つて來る。

脊髓癆といふのがある。これは脊髓黴毒の一種であつて却々難しい病氣である。初めは痛んで步くにもヨロ〳〵して遂には足腰が立たなくなる。別に腦髓は侵されないから頭は明瞭であるけれども足腰が利かなくなる。原因は黴毒から來る。

（七）神經衰弱

次に官能性疾患（或は機能疾患とも云ふ）は腦髓脊髓に黴菌があるでもなく、又、スピロヘーターがゐるでもないのに腦脊髓の働きが利かない。丁度電燈は別に悪いことはないが、スイッチが旨く接觸しないと言つた樣な病氣である。この病氣に屬するものには神經衰弱、ヒステリー、癲癇と云ふ樣なものがある。之は腦髓に缺陷はないといふが、然し、それは研究未了のためであつて、將來その原因は發見され、治せば治るものと思ふ。神經衰弱は我々若い時には盛んにやつた。女に來るとヒステリーである。神經衰弱は生理的にあり得べき症狀が極端に起る。例へば物忘れは誰でもするが神經衰弱は極端に物忘れする。其の原因はどこかに慢性病があつて、それが反射的に現はれるのが多い。腦髓背髓は別に悪くないが、反射的にその働きを妨げる。これを反射性神經衰弱と言ふ。神經衰弱の七八十パーセントはこれに屬してゐる。從つて便祕とか鼻の病氣とか悪いところを治せば反射が起らないから神經衰弱も治る道理である。

それからもう一つの神經衰弱、之は非常に過激な精神勞働をする人によくある。之は暫く休養すれば必ず治る。休養しても治らぬのは反射性で、元を治さなければ治らぬが、反射性神經衰弱の方は却々治しにくい。菓子が嗜き、魚が嗜きだ肉が好きだと言つて大食してをれば、治療は望めない。併し努力すれば皆治る。ヒステリーといふものは婦人の生殖器の病氣から、反射的に起る。之に罹り易い人は、體質的でもある。つまり悪い習慣が親から子に讓られて居る。故に環境を改めて子宮の病氣を治せばヒステリーは治る。一體ヒステリーの本體は何かといふと、それは生理的に有り得べからざる程度に進む病氣であるとも言へる。例へば身體の一部が一寸も痛さを感じなくなる。針を刺しても痛みを感じなくなる。こんなことは生理的に有り得べからざることである。それから又體全體が痙攣して來る。腸と言はず腹筋と言はず、遂に橫隔膜痙攣でも起すと、假死狀態になつてしまふ。其の程度まで行くのがヒステリーである。併し之は皆治し得る病氣である。

（八）精神病、癲癇

ヒステリーや神經衰弱ならば、其の發作の起らない時は眞人間であるが、精神病になると、眞人間の程度を越して、判斷を間違つたり、意識があつても感情が昂ぶつたり、何とも自分で自分が支配出來なくなる。精神病は遺傳とも云はれてゐる。最近內分泌などといふ言葉が出來たが、然し完全な生活をして完全な榮養を攝つて居れば內分泌は完全に調整される筈である。それから、親が大酒家であつたとか、黴毒があつたとかいふ事が影響して子供に發病して來る。併し生殖細胞に害があつた譯ではないから斷種などといふ必要はないと思ふ。

癲癇は素質だとか、生れつきだとか言はれるが、この患者の腦髓を調べると何處かに瘢痕がある。瘢痕があつて發育の完全でない所がある。それは遺傳ともいはれるが寧ろ環境であるといひたい。のみならず癲癇は何時でも起つて居るわけではない。起る時と起らぬ時があるのであるから、起らない時の樣に體を持つならば、一生起らないわけであるから、その癲癇の起る度合を緩めて行けばよいのである。それが爲には矢張自家中毒を起さぬ樣にして行く。從つて寢る時間はちやんと寢ることが出來る樣にして、心配も取越苦勞もしない樣にするのが宜しい。

癲癇にも極く微弱なのがある。之は痙攣も起さなければ泡も吹かないし人事不省にもならない。意識はちやんと存在してゐる。さうして、時に發作的に異常の感情が激發して、あいつをぶち殺してやれ、あれを打つてやらうと云ふやうな所謂夢遊病の狀態で人を殺して、家に歸つて平氣な顏してゐる。それから又、喧嘩をして直ちに懷のナイフを以つて刺すと云ふ風に感情の激發によつて殺人でも放火でもやると云ふのは、輕い癲癇の場合に多い。又精神薄弱と言つた場合にも多い。こんなのは第一に食を愼み、正しい食物を攝ることが必要である。

（九）早發性痴呆

早發性痴呆は十九、二十歳位の青年盛り、學問盛りの人に來る。之は一時的感情の障碍で時々暴行したり、親に對して出刃庖丁を振り廻はしたりする。勉强も出來なくて一生ボヤ〳〵して座敷牢へ入れられたり、精神病院へ入れられたりする。その多くは黴毒の害を受けてゐる。親の黴毒が祟るのもあれば自分の病氣から來ることもある。近頃はこの種の患者が非常に多い。アメリカなどは、結核患者の八倍もの精神病者、精神薄弱者がある。アメリカは將に滅亡せんとしてゐると言はれるのはさう云ふ點からである。悪い文化が進めば進む程、さう云ふ病氣は多くなる。

第十六章　傳　染　病

（一）消化器性傳染病

總ての傳染病は消化器性傳染病、上氣道性傳染病、經膚性傳染病、慢性傳染病、性病性傳染病の五つに分類が出來る。消化器性傳染病には腸チフス、パラチフス、赤痢、疫痢、コレラ、細菌性の食中毒(惡い細菌が繁殖してゐる食物を食べた中毒)がある。腸チフスは腸チフス菌によつて起る。パラチフスにはパラチフス菌、パラチブスA・Bとか、Dとか分れてゐるが、先づ代表的にA・Bを擧げる。次は赤痢。赤痢菌にも幾種類がある。志賀氏の赤痢菌が一番早く發見せられた。私の發見した赤痢菌もある。それは私が駒込病院で發見したので、駒込赤痢菌と名づけて居る。之が矢張A・Bと分れてゐるが、近頃は此の駒込B菌の方が流行してゐる。それから疫痢がある。その病源は赤痢と同じであるけれども、疫痢といふ症狀は赤痢菌ばかりから起ると限らない。母親の乳が悪いために起る事がある。これも赤痢と同じ症狀を呈する。然し傳染はしない。疫痢の方は疫痢菌、即ち赤痢菌によつて傳染をする。コレラ菌は内地には無い。チブス菌や赤痢菌は内地に多いのだが、コレラ菌は必ず熱帶の方に寄つたアジア地方、或は印度の方から患者と一緒に船に乘つて内地にやつて來るのである。次に細菌性食中毒の黴菌には二、三種あつてこの菌は内地に多く　辨當など腐敗したのを食べるとすぐから云ふ病氣に罹る。

以上の樣に一定の病源菌があるが、其の菌が體に入れば必ずこの病氣を起すとは限らない。體の抵抗力が强ければそんな病氣に罹らずにすむ。假に食物と一緒に食べ、水と一緒に飮んでも、胃の中には例の鹽酸と云ふものがあつて、皆それを煮てしまふ。どんな黴菌でも鹽酸に遇つて殺されないのはないから、胃さへ强ければ何でもない。然し、始末にいかぬ程澤山入つてゐる物を食はせられては、どんな强い人でも罹ると云ふ事はある。だから餘り輕くみてはいけないが、又敢て恐れる事もない。普通黴菌のある食物を食べても　罹る人は四分の一の割合である。前から胃腸を痛めて居たと云ふ樣な人に多く、健康でさへあれば傳染病にも罹らずにすむ、といふ原則は間違ひない。

（二）チフス

腸チフスの黴菌は必ず患者の腸の中に入つてゐて、胃の中にはない。そして排泄物と一緒に外へ出て來て、食物にくつつくか、或は看護した人の手について、サラダを拵へたとか、鮨を握つたとかの機會に、そのサラダや鮨に黴菌がつく事がある。手を一寸洗つた位ぢや除れない。黴菌の細かさと云ふものは、油煙の炭素の粒々よりもつと細かい位だから、單に水で洗つた位ぢや却々除れない。シャボンでゴシ〳〵洗つてもまだ少しは殘る。然し消毒藥で洗へば割りに早く死ぬ。結核菌は消毒藥位でビクともしないが、かう云ふ菌は皆消毒藥に弱いので、譯なく殺されるから先づ消毒藥を使ふがいゝ。然し朝から晩まで使つてゐる必要はなく、場合々々を選んで使ふべきものである。平生は先づシャボンで手を洗つて、ブラシでもかけて置けばいゝ。西洋人はそれをやる。先づ食卓につく時、必ず手を洗つてからパンを手で割つて食する。手は綺麗になつたから、パンをいぢつてもいゝのだと云ふ事になる。然し日本は手で食はない、箸を使ふから料理する人だけ手を綺麗にしてをれば、先づ大丈夫。たゞ食膳に載せるまで如何なる取扱を受けたかゞ問題で、例へば煮豆の様なものでも買つて來て直ぐ食べる様な事をしないで、一遍火を入れるがよい。

さういふ風に黴菌は外から入つて來るが、場合によると保菌者と唱へる者がある。其人は體の中に黴菌が入つてゐるに拘らず、病氣に罹らずにゐる。つまり黴菌の出す毒に中毒しないと云ふ特別の性質を有つてをるから、熱も出ないし、頭痛もしない、ダルクもなければ、平生通りに物を食べて働いてをる。例へば一杯の酒に醉うて顏を赤くし、クラ〳〵する人がある一方、何杯飲んでも少しも飲んだらしくない人もあり、或人は隨分古い刺身を食べても當らないが、或人は少し古いのを食べてもやられる。そして顏に赤いものがボツ〳〵出て來ると云ふ風に、黴菌の毒に强いか弱いかは前以てわからない。それで黴菌の毒に醉はないで黴菌を體に持つて居る保菌者は可成多い。昔の舊市內の中だけでも、二千人乃至三千人あると計算したことがある。今、大東京になつてみると隨分澤山あると思ふ。其の保菌者は自らも健康だといふし人も健康者として扱つてゐるが、何時の間にか自分の手に黴菌をつけて、それで料理を拵へるから其の料理に黴菌がうつる惧れがある。其の意味から自分の家庭で拵へた物以外は滅多に食べられない。二千人、三千人の保菌者は何處に行つて何の仕事をしてをるかわからない。であるから他處で食事を攝る者は傳染病に罹る覺悟が必要である。

扨て人體へそんな黴菌が入つたらどうなるか。先づ胃が殺しにかゝるが生憎其の人が胃腸を悪くしてゐて、鹽酸の分泌など充分でないと、遂には殺されないで、腸に落ちて行く。腸は黴菌の繁殖し易い條件を持つて居るから、待つてましたとばかり繁殖する。そこによき黴菌と悪い黴菌の間に葛藤が始まるが、大抵は悪い方に負けてしまふ。さうして悪い黴菌は今度は腸の膜を潜る。腸は動物膜だから黴菌など潜れない筈だが、先づ黴菌は毒を出して腸を破壊する。腸は赤く腫れて細胞が皆膨れて、結締織が弛むから其の間をスルスルと通つて行ける様になる。之が體の中に黴菌の入る一番始まりである。それから腸チフス、パラチフスの時であると、そこから血管内へ入つてしまふ。血管もやはり毒でいためて置いて、無理に破つて入つて行く。之で全身をぐる〳〵廻るが、體の方ではそんな事で驚かぬ。黴菌を殺す力は血液の細胞が持つてゐる。然し腸の方で盛んに繁殖しては絶えず入つて來るから、根氣負けする。遂に黴菌は血液の中だけでは思ふ通り繁殖出來ないから、膽汁の中に入る。膽汁は肺炎菌を殺す力は持つてゐるが、チフスや赤痢菌を殺す力を持つてをらないで、却つて餘計繁殖する傾向があるとさへ言はれてゐる。

初めは體温も上らず、頭痛もしない。それを潜伏期と名付ける。その間に先づ第一に膽嚢の中で殖え、次に脾臟の中に殖える。之は淋巴腺の親方で、又腸にある淋巴腺の中にも殖える。もう一つは骨髓の中に入つて殖える。この樣に四個所で潛伏して殖えて居る間に、黴菌が可成の數に達する。そこで人間の細胞の豫防力に勝てさうな見込のつく頃、初めて體に熱が出て來る。寒氣がし熱が出て、段々その熱が上つて行く。さうして五日か七日目には絕頂に達する。この熱の出始め、寒氣のし始めを發病と名付けるが、それから黴菌は八方に擴がつて、體の防禦力を弱める樣にする。皮膚に來た黴菌は赤い斑點を拵へる。それを薔薇疹と唱へる。薔薇の樣に綺麗な赤い色を呈した小さな米粒の半分位のものが、ポツ〳〵と出來る。數は多ければ二十か三十、少なければ五つか十位しか出來ない。之は他の病氣に見られぬ徵候で、之が出來て熱がドン〳〵上るから、チフスかも知れぬといふことになる。

それは血管の中から溢れ出した黴菌が、皮膚で殖え植民地を拵へたもので、皮膚だけでなく、脾臟の中にも澤山作る。さうすると脾臟は眞赤に腫れる。患者は少し左の横腹が痛いといふ工合になる。この脾臟が大きくなるといふ事は、チフスの診斷の一つの助けになる。更に心臟、筋肉の中にも植民地を作る。場合によつてはもつと深くへ行つて、重要な臟器に繁殖する。要するにチフス菌は血と一緒に流れるから、何處でも行き得ないと云ふところがない。身體の抵抗力が弱ければ其處此處に植民地を作つて、全身にその症狀を現はす樣になる。遂には熱が最高度に達して、譫言をいつたり、安靜に眠れなかつたりして、食慾は完全に衰へ、體が非常に疲れて行く。

又、チフスに罹るとどうも腦髓の働きがにぶくなる。結核は反對に非常に鋭くなつて、眼が輝いて來るが、チフスの方はボンヤリして、ウト〳〵と寢てゐる。精神朦朧となつて顏なども、まるで締りのないものとなる。それはチフスの毒の爲に腦髓が中毒させられる結果で、それと共に心臟までが中毒を受けて、働きが弱くなり、ドクリドクリと搏ち方が弱く早くなり、塲合によると心臟痲痺を起したりする。さう云ふ症狀が約二週間か二週間半、長くして三週間も經つて、まだ體力が續いて居るならば今度は生返つて來る。血の中にはチフス菌を集めて、束にして追出す働きが出來てゐる。之を凝集反應と云ひ、診斷に使はれる。チフス患者の血を取つて、それから血淸を析出すると、黃色の透明な液が出て來る。その液を十倍に薄め、五十倍、百倍と階段的に薄めて行つて、千倍位にした中へチブス菌を入れて見るのである。するとこの反應が陽性の時には其のチブス菌が皆凝まつてしまふ。固まつて管の下の方にポトンと落ちる。この性質を現はす樣になつたから診斷間違なしといふことになる。

さうならぬ先にもつと早く診斷するには、發病の初期に患者から血液をとり、其の黴菌を殖す裝置がある。御馳走の中に黴菌を振りまいて、そこを人間の體の樣に見せかけ、三十七度の暖さの部屋に入れて置くと、黴菌は人間の體同樣だと思つて擴がり、そこに植民地を作る。それを認めて之はチフス菌だ。血液の中からかういふチフス菌が出る樣なら、この患者はチフスたること疑なしと、早期診斷する。其の他、薔薇疹とか脾臟の樣子、頭の工合、體の疲れ工合、熱の狀況等を參照して、チフスと云ふ診斷を下す樣になる。

（三）　チフスで病み拔ける

其の後、大凡三週間も過ぎると、今度は人間の方で我軍勝てりと云ふ事になる。血液の中には凝集素が段々出て來る。又、チフス菌の毒に負けないと云ふ性質を出して來る。それを免疫反應と唱へる。この反應にはいろ〳〵な種類があつて、先づチフス菌を殺す殺菌反應、束に纏めて自由を奪ふ凝集反應、毒に負けない樣にする抗毒反應などが出て來る。これが皆現はれると、チフス恐るゝに足らずで、段々熱が下つて四週間位になると、三十七度前後になる。其の下りかけに澤山な汗が出る。結核やインフルエンザなどの樣に前以つて發汗はないが、治りがけには恐ろしく汗が出る。肺炎ならば一遍にカーッと出るが、チフスは毎日出ては下り、出ては下りして、その中に食慾が出て來る。こゝでうつかり食べ過ぎない樣、チフスの患者は食べることを成るべく後にして、治すことを先にしなければいけない。

まあ〳〵戰さは勝つたから、慌てなくてもよい、今に肥つて來る。骨と皮ばかりに瘦せて床につくところが痛くてたまらぬと云ふ位でも、一向驚くことはない。病の治る時には瘦せるものだ。瘦せるのは却つて抵抗力がつくのだ。その證據には、瘦せてをるに拘らず、免疫反應はドン〳〵出て來る。さうして熱を追ひやり、チフス菌を追ひやる。便と共に出し、尿と共にグン〳〵追出して、一つの菌も殘さぬ樣にしてしまふ。食慾はいつぱいで、一粒の御飯でも殘しては置けなくなる。

さうして用心してゐる間に熱が下つて、二週間も經てば重湯とかおまじり、お粥位を食べてゐるのに、體はフク〳〵肥えて來る。瘦せてザラザラした肌が見變る位若々しい、ツヤ〳〵した肌になつて來る。段々健康になつて、起き上る、ベッドの外へ下りてみると云つた樣に、熱が下つて二週間から三週間も經つと、普通に御飯も食べ、お湯にも入る。それでも熱も上りさうにない。それならばお茶も食べてよからうと、薄い茶碗むし、卵燒、輕い魚など食べさせる。風邪も引かず、インフルエンザなどが流行つても、チフス患者の病室には入らない位、堅實な抵抗力を持つてくる。チフスに罹つて病み拔けて本當の體に生れ變つた時がそれである。

一時髮が拔けても又フサ〳〵生えて來る。毛は黑くなく赤い毛が生えてくる。さうして體が出來上ると同時に以前持つてゐた病までも治つてしまふ。然し患者の心掛が惡いと、食べ過ぎて折角體質改善したものが、逆戾りするが、兎に角チフス熱は一切の宿病を治してくれるもので、顏に狼瘡といふ皮膚結核などがあつて、二十年も三十年も治らずにゐたのがきれいに治つてしまふことがある。恐らく癌も治ると思ふが、之は未だその實例が無い。不思議なことには以前結核を持つてゐた人はチフスの經過中に治つて行くが、インフルエンザに罹ると結核は再發する惧れがある。そこで昔から一度チフスに罹れば體は改造される、それを病みぬけと云つてゐる。

（四）　パラチフスA及びB

これは黴菌こそ違へチフスもパラチフスも同じで、チブスは治るのに四週間もかゝるがパラチフスは二三週間位で治る。死亡率もチフスは十二から十五%位、パラチフスは二から五%位しか死なゝい。一度チフスに罹れば免疫になつて、二度と罹らぬと言はれてゐるが偶には十年位過ぎると、再び感染する人がある。パラチフスは免疫期間が短いけれども、これは何遍罹つても左程危險のない病氣だといふので、あまり重く考へられてゐない。

それから、パラチフス菌は食物の中に澤山繁殖して、これから細菌性食中毒を起す。チフスは之を起さぬが、パラチフスはそれを食つた人は皆罹り、吐いたり、下つたりする。運動會、遠足、修學旅行などで、辨當食べて生徒の三分の二罹つたとか云はれる惡さをする黴菌の中にこの菌も數へられる。然し腸チブス菌はさういふ事はしない。又、パラチフス菌の中でもパラチフスAと云ふ方はそれをしない。パラチフスBが今の様な急性症狀を起す傾向がある。

（五） 赤痢

赤痢と疫痢、之は病源は同じで、大人に來ると赤痢、子供に來ると、あの恐ろしい二十四時間乃至四十八時間で命を取られる樣な疫痢になる。之も矢張外から食物によつてうつるもので、家庭內で注意して作つた食物には無い筈である。これは豫防法になるが、あの牡蠣なども樽詰のむき身の牡蠣で、遠方から汽車で來たといふのには、牡蠣樽の中にチフス菌や赤痢菌又パラチフス菌が入つてをるならば、之が東海道を汽車で搖られて居る間に、隨分澤山に殖えてをる。それを煮方、燒方、或は揚方が惡いためにそれで病氣を起すことがある。一體チフスと云ふものは暑い時に起る病氣であるけれども、牡蠣などから來る時には寒中にも起る。赤痢もやはりさういふ生ものが原因であるから、家庭外の飲食から來る場合が多い。で、なるべく熱を當てゝ食ふとか、怪しい物は完全に煮て食べる方法をとらねばならぬ。

赤痢の症狀は、胃で殺されなかつた赤痢菌が、腸の一番おしまひの所を侵すのである。チフスは腸の眞中程を侵すが、赤痢、疫痢は肛門の上位の所、直腸の邊を侵すのである。そこが燗れたり、腫れて赤くなつたりして、何遍でも通じに行きたくなる。日に二十回、三十回と行く。さうして便の中に粘液やら血液が出て來る。搾られて出るので所謂しぼりはらとなる。チフスの時は少し通じが軟かになるだけであるが、赤痢は下痢して、粘液、血液が出ると云ふのが特徴である。

（六）疫　痢

ところが疫痢の方はそこまで行かない。腸は腫れもしない、赤くもならない、腸から熱も出ない。謂はゞ潜伏期から發病するかしないかの境位のところで、子供は抵抗力が弱いから中毒が起つてしまふ。まだ腸が左程侵されない先に、赤痢の毒がグン〳〵腸を通り抜けて心臓を侵す。心臓がドク〳〵と搏つ様になつて、唇は紫色、顏色は眞青になつて、目はドロンとしてくる。だるいからこつちへ引つくり返り、あつちへ轉がりして元氣がない。其の中に眼をひきつけたり、心臓痲痺を起したりして、兩親を慌てさせる。それは未だ發病する境に當るから、これから三十九度、四十度の熱をどうつと出す事がある。その爲に益々心臓が衰へて、二十四時間か四十八時間以內に痲痺を起す。さうしてお腹をさはつて見ると、軟かくてまるで新しい綿にさはる樣にフワ〳〵してをる。

かういふ症狀は、母乳に毒がある樣な場合、それを飮むと全く同じ症狀が現はれる。然しその區別は、疫痢の時には赤痢菌が出て來るが、母乳の中毒の場合は菌も出ず、從つて傳染もしない。醫者は直ちに下劑をかけて腸を空にし乳の惡いものを皆追出して、後その乳を飮ませる事を封じて、果物のスープとか、玄米のスープとか云ふ無害な物を與へて置く。一體に疫痢及び疫痢症狀の子供の死亡率は却々高く、六十％である。年齢は二歳乃至六歳の間が一番多い。つまり一錢二錢のお金を貰つて駄菓子屋で買食をする年齢に多く、最早、學校へ預けてしまへば少くなる。何れにしても家庭外飲食は斷然愼しまねばならぬ。

子供はこの通り極く早い中に死んで行くが、大人は日に二十回も三十回も便に行くうちに、大體治る方向へ向ふ。さうして便の性質が變つて、黄色な、綠色な、膿の混つた便が出る。そのうち、稍〻慢性に傾いて中毒作用も少く段々治る場合がある。その率も赤痢は割に多い。

また疫痢で死なかつた場合は、二日三日經つた後で、赤痢の症狀を呈し、赤い便から黄色、綠色と變つて稍〻慢性になると治る可能性が多くなつてくる。赤痢はあまり免疫性は望まれない。翌年又罹つたり、二年おいて罹る事もあれば、一年に二度罹る事もある。

（七）豫防注射

チブスの豫防注射はチブス菌を殺して薄めたものを皮膚の下にさしてやる。すると一週間か二週間の後には、段々免疫體が殖えて來る。赤痢に於ては矢張赤痢菌を殺して薄めて、無害な程度にして何回も注射する。この效目については警視廳あたりでは、非常に効くから必ずやるやうにすゝめるが、場合によると熱を出したり、頭痛がしたり、體が弱つたりする事がある。殊に赤痢やチブスに罹り易い人、過敏な人はひどい反應を起す。であるから矢張其の人の體質を考へて注射しなければならぬ。弱々しい、抵抗力の無ささうな人は先づ用ひないで、食物の養生をさした方がよい。

然し又、反應の強い人はチフスやパラチフス、赤痢の毒に弱い人だから、免疫して置かぬといけない。量を少く注射して置かねばとの說も起つて來る。それから口から飮まして豫防する經口ワクチンと云ふものもあるけれども、之はあまり効くとは思はれない。

（八）コレラ菌

コレラは激烈なものである。之は日本には種がなくて皆外國から入つて來る。コレラ菌は寒さに當ると皆死んでしまふ。零度以下では生きて居られない。體の中にある時は生きてゐても便と一緒に外へ出たら、もう駄目になる。所が印度や南支那の樣な所では暑いから却々死なゝい。例へばインダス河なんと云ふ熱帶の河の下流は三角洲が多い。そこにコレラ菌がウヨ〳〵してゐるとも唱へられる。又其の飮水のタンクの中にコレラ菌を發見したと云ふ人もある位、兎に角暑いものだから、自然に黴菌が殖えて來る。其の代り、土人は何時ともなくコレラに罹つてしまつて、殆ど免疫になつて居る。所が他處から入つて行く人はまだ免疫になつてゐないから、うつかりすると皆コレラに罹るのである。そして快くなりかゝつた時に、急いで船に乗つて內地へ歸つて來るとか、或は又、自分はコレラの毒に抵抗力が強いので、腸內にコレラ菌を持つてをる人が、横濱や神戶に上陸して、そこにコレラを擴げる事がある。そこで船の中には檢査する設備があつて、怪しいと見るとその船を止めて、全部消毒してしまふ。卽ちこれが外國船の檢疫である。

コレラ菌も食物と一緒に體內に入つて、胃で殺されなかつた時に、初めて腸へ行つて繁殖するのである。この黴菌は腸から血液の中へは入らない。悪くすると輸膽管を通つて膽囊へ入らぬと限らぬが、大體は深く入らずに腸の粘膜の內面にウジヤ〳〵してをる。小さくてバナナの捩れた樣な、それを澤山繫ぎ合せると、ゆるい螺旋になる樣な恰好をして居る。さうして一方に、西洋の馬乘の時に振廻す鞭の樣な、長いフラ〳〵したものがついてゐる。それを縱橫無盡に振廻して、自分は其の尾つぽの無い方に、逆に〳〵と泳いで行く。チブス菌などはゆるく泳いでゐるが、コレラ菌は運動を司る毛があつて、それをキユーキユー廻すと、先へ〳〵と動いて行ける。顯微鏡でその運動を見たばかりでも直ぐ判る。

それと同時に血清に對して凝集反應が起るから判斷が出來、又腸から少しの便を取り、ガラス板に塗つて乾かし、染めて見ると、コレラ菌の群集してゐるところを顯微鏡下に見る事が出來る。然し紛らはしい黴菌もあるから嚴重に調べなくてはならぬ。

コレラに罹ると却々ひどい中毒を起して、吐き下しをする。まるでシヤーッと瀧の様に流れる。コレラと云ふ言葉はそれから出たと言はれてゐる。それで二三遍下痢するとガッタリ衰へてしまつて、とても哀れな狀態になる。心臟が弱つて衰へ切つて行くものだから、何とかして心臟を救ふ方法がないかと、血管內へ又は皮膚から澤山な食鹽水を注入する。千瓦も千二百瓦もを二度も三度も注射する。只の水は注射しても吸收されないばかりか、細胞を害するものである。口から飮んだ水は血液に入る前に、いろ〳〵な鹽類を體の中から取つて入るからいゝが、水を直接皮膚から靜脈內に注射すると、體が害を受けてしまふ。そこで食鹽を一%以下に薄めてやる。それを所謂食鹽注入と云つて、食鹽は死ぬ場合に、其の死の狀態を助けるものであるかの様に考へるが、之は大きな間違ひで、食鹽でない方がいゝけれども、一番簡便に得られるから食鹽を使ふのである。或人は食鹽はいかぬと云つて、リンゲル液だとか、他のさう云ふ血液が持つてゐる様な鹽類を澤山集めて水で薄めて注射した方がいゝなどと云つてゐる位である。

兎に角皮膚の下へさう云ふ液をさすと云ふ事は非生理的ではあるけれど、水を飲ませると吐氣が出て來る。其の吐き方はひどいのになると、一間向ふの襖へバラ〳〵當つて、そこにをる人はコレラ菌の入つた水で洗禮を受けると云ふやうな事になる。で已むを得ざる手段として食鹽注入をして、其の毒を薄めようとするのである。毒が薄められて先づ心臟の衰弱を一時免れる。さうして又、その食鹽が腎臟の方に捌けて行つて尿となつて出る時には、毒も幾分さらつて出ると云ふ賴みも抱く。然し乍ら其の反應も全くない場合もあつて、コレラの死亡率は六〇%、人間の力でどうしようもない。

故に罹らぬ樣にするには流行する夏分は、外から取つた食物を其のまゝ食べる樣な事のない樣に、家庭で煮炊して食べれば、假令支那と交はり、印度と交通してもコレラなどと云ふものは、日本内に一歩も入れない事が出來る。

（九）食中毒

細菌性食中毒、之は食物から來る。例へば豐橋邊りの學校の運動會――暑い時分であつたが、大福餅を袋に入れて配つた。それを食べた人は大抵中毒して、吐瀉をし、ひどいのは心臟に故障が來たと云ふ。大福は蒸して搗いた糯米であるから、それに黴菌はくつついてゐない筈で、唯だ餡こが問題である。千人二千人分を作るとなると、なか〳〵一夜の中には出來ぬ。二三日前から平桶に山の様に積んで、腐らせない様にするには風に當てねばならぬ位だから、鼠が夜中に餡の上に登り、喜んでそれを食べ、又排泄物を流す。朝になつて鼠が來た、大變だと云ふので、先づ固い糞だけ除ける。然し小便は浸みてしまつてゐる。それを大きく削り捨てるなんと云ふ事はしないばかりか、腐るといけないからと上下かき混ぜて、表面にあつた黴菌をすつかり中まで入れてしまふ。それが餅の中に包まれ、袋に入れるなり、板の上に並べて、今度は一つ〳〵擴げて置く譯にいかぬから、積重ねて置く。午後の二時頃に運べばいゝと云ふので、その間にむれてゐる。割合に後から拵へたのはいゝとしても、先づ大部分は中毒を免れない。同じ菓子を食ふにも　如何にして作つた物か、こんなに多勢の客に配るからには、何日もかゝつた物に違ひないと警戒することが危險を免かれる所以である。

　では其の黴菌は何か。パラチフスB菌とか、ゲルトネルと云ふ人が發見したゲルトネル氏菌などがそれである。それから鼠チフス菌と云ふのも入つてゐる。人間のチフス菌とは違つて、むしろパラチフスB菌に似てゐる。かういふ黴菌が鼠の體内にあつて其の排泄物から食物中毒を起させるから、それの豫防は常識で考へて、怪しさうな物は食はない事である。寒い時でも暖い部屋の中で積重ねられてゐればむれるのである。お饅頭の様な今朝ふかしたのだとの、カステラの様な物や、焼いたビスケット、パンなどの様に外側がカラカラ乾いて居る物なら、それが焼かれた時に中の黴菌は皆死んでゐるから、あと少し位手で扱つても外側の固いところで黴菌が繁殖するものでないから先づ安全である。それから野菜の二分間煮などは絶對に安全である。沸騰二分間の後迄、コレラ菌、チフス菌、赤痢菌など殘つてゐることはない。又野菜のスープなどは安心なものである。それから炊きたての御飯素より安心、味噌汁も煮〆も、總て一度熱を加へてまだ時間の餘り經つてゐない食物は安全である。

また煮られない物、例へばサラダとか、苺、さくらんぼの様な物は、稀鹽酸を水に三%か五%位に薄めた液の中へ、一分間乃至三分間つけて後、水道の水でザーッと洗ひ、皿に盛つて食べれば先づ安心と云ふ譯になる。

(十)傳染病根絶法

先づ以上の様に豫防はするが、併しどうかして傳染病など日本國から完全に追ひやつてしまひ度いものだ。國民に一人もそんな傳染病などない様に。この傳染病撲滅の方法はないかと言へば、それは當分、一年と言はず二年と言はず、日本國悉く、加熱飲食法と云ふ命令を出す。熱を加へなければ飲食する事相ならぬ、他處から買つた煮豆も熱を加へ直す、或は刺身も之を湯煮なりして食べる。之位に決心して實行する。其の時、あゝ生魚食べたい、刺身が欲しいと言つても、それをやり出したらチフスに罹る人が出來、それからそれへと擴がるから、絶對にやらぬやうにして實行しさへすれば、日本國中にチフスも、赤痢も、コレラも、食物中毒も無くなつてしまふ。一遍に何も彼も無くなるから今度は、保菌者もゐなくなり、五年か十年の後には安心して生の食物を食べてもいゝと云ふ事になる。其の時もし他國から來た人で一人患者が出たとしても、處置は樂で、その患者だけ押へて、其の周圍だけ調べると、此の人が黴菌持つてゐて、次の人にうつしたなら、宜しい、之だけ入院させればいゝ。といふことになる。今は何處でどうなつたものやら、何處にでも傳染病が出來て居るから、どの黴菌を誰が擴げたか、まるで判らない。それが一人ポツツと出れば、その周圍で調べられるから易しい事になる。そこまで行かぬといかぬが、なか〳〵世人はさうは奮發してはくれない。

第十七章　上氣道性傳染病

（一）インフルエンザ

上氣道性傳染病は大變種類が多く、インフルエンザ、ヂフテリー、猩紅熱、痘瘡、水痘、痲疹、發疹チフス、流行性脳脊髓膜炎、流行性脳炎、小兒痲痺、肺炎、肺ペスト、百日咳などは皆上氣道性傳染病と唱へて、病源は判つて居るものもあり、また判らぬものもある。何れにしても、鼻の奥から喉を侵して、そこに病源が長く潜んで居て人體の抵抗力が弱つた時を見て、ドッと自分の侵すべき場所へ入つて、上述の様な病を起させるのである。

これ等の病氣は飲食物傳染よりも、人と人との間の、空氣を通して水滴傳染をするのである。さうして、鼻の奥から喉にかけて病源體が繁殖してゐて、其の人が咳をすると別の人へうつるのである。そして、チフスや赤痢の様な、食物から來る傳染病よりも、もつと早く擴がつてしまうのである。例へば、インフルエンザなどは、全世界の住民の半分を侵したこともある。それにしても他の半分は侵されなかつたので、つまり咽頭や鼻の中の抵抗力さへ養つて置けば、之等の病氣に罹らずにすむのである。

先づ、インフルエンザに就て云へば、その病源がまだ判らない。インフルエンザ菌といふ黴菌の名を付けた人もあるが、それは間違ひで、そんな黴菌が原因ではない。何か得體の知れない原因で世界の何處かから出て來て、世界中を煙に卷いて了ふこともある。之はよく寒い國から出て來るので、ロシヤの奥の方では、一年中これが流行してゐる箇所がある。大正七年、八年、九年と、三箇年間ひどいインフルエンザが流行したが、あの時はスペインから始つて來たといふので、スペイン風邪と言つた。スペインから歐洲全體に擴がり、其處からまた船で病源を持つて來て、東洋も侵された。そして抵抗力の强い人は罹らずに濟んだが全世界人類の半分が侵された。それが三箇年も流行して終ると、世界中の人は皆免疫になつて病は終熄した。そして免疫になつた人の大部分が老いてしまつた頃その間に生れた子供が成長してまだインフルエンザに罹らないでゐると、又、インフルエンザが全世界へ踏出して來て、罹り易い人は全部罹る。さうして又ピタツと熄む。それから又、二、三十年の後に繰返して襲來するのである。

その他インフルエンザは毎年秋から冬、春にかけて、小さな流行が全世界の各所に於て流行するが、それは、侵される人の數も少いし、免疫期間が長くないので、昨年罹つて又今年も罹つたと云ふ人も出て來る。この二種類のインフルエンザは其の病氣の性質はよく似てゐるが、唯だ大流行の時は、一度罹れば免疫期間は三十年にも及ぶ。そこで、大流行と小流行のインフルエンザは、同一物なりや否や、といふ議論が提出されてゐる。私は、それは極く似寄つてゐるけれども、違つた病氣であると主張する一人である。

他にも之に類した例を考へて見ると、痘瘡と水痘とは同じ時に流行して、稍々似寄つてゐるが實は違つたものであるし、又痲疹と風疹とは、非常に似てゐて、同じ時に流行して來るが、之も違つたものである。それと同じやうに、インフルエンザも大流行と小流行とは、似寄つて居るけれども違つたものであると見てをるのである。

さて、インフルエンザとは、どういふ病氣で風邪引きとどう異ふかと言ふと、普通の風邪引ならば、鼻風邪引いた、喉風邪引いた、とか、今度は風邪を引いて胃腸を壞したと言つた樣な工合に、本當の一部分だけしか侵されなくて大したこともなく直ぐ治つてしまふもので普通感冒と唱へる。此の感冒と云ふのは病名ではない。それは寧ろ、抵抗力の弱つた人が侵される誘因のことである。抵抗力の弱つてゐる時に、寒さに遭つて、鼻カタル、咽頭カタル、氣管支カタルを起したと云ふが、之は寒さそのものが病氣にするのでなく、抵抗力減弱の結果である。抵抗力さへ強ければ、氷室に三十分や一時間入つてをつたつて、風邪引くものではないから、風邪引といふ病氣ではなくて、カタルが病氣である。それが病名で、誘ふ原因が寒さである。

（二）インフルエンザの三主要症状

インフルエンザ（流行感冒）には、三つの主な症狀が現れる。一つは神經症狀、次はカタル症狀、次は胃腸症狀である。神經症狀といふのは、頭が痛い、足が痛いでがつかりしてしまふ。カタル症狀といふのは、咳をしたり、鼻水垂らしたり、つまり、咽頭や、鼻や、氣管支を侵される。カタルといふことは、瀑布といふ言葉を、外國ではカタラクトと唱へるのと同じ語源で瀧の樣に鼻水が出て來るし、啖も出る。腸カタルならば下痢もする。それから、胃腸症狀といふのは、どうも食慾がない、腸は結するか、下るか、どつちかになつて、胃腸は害される。卽ち只の感冒は局所病であるが、インフルエンザといふものは、局所病でなく、全身病であり、全身に中毒症狀が起るのである。

インフルエンザには右の三つの主要症狀を伴ふ、併しそれが必ずしも三つ同時に來るといふわけでもない。前後して來ることもある、そして、感冒ならば、家中の人が皆な罹るとか、隣向ひも罹る、といふことはない筈であるが、インフルエンザとなると、隣も向ひも、家中も親類も、皆バタ〳〵寢て了ふこともある。然し、インフルエンザだけで死ぬ人はない。必ず治るに決つてゐる。一週間か、長ければ、二週間、三週間位、熱があつて苦しい狀態があつて後治る。千人に一人死ぬ位ゐである。所で、インフルエンザは多數の人の命を奪ふことがある。其理由を考へると、本來インフルエンザには合併症といふものがある。例へば、大正七、八、九年の時のインフルエンザの合併症は、肺炎であつた。インフルエンザ肺炎と言つたら、人はふるへ上る位恐ろしい肺炎が起つて、バタリ〳〵と死んで行つた。さうなると却々重い病氣の一つになつてしまふのである。

其の肺炎といふものは、肺臟のところでもお話した樣に、肺炎菌といふ病源菌があつて、それは平生は弱い菌だが、かういふ病氣が流行してゐる時には、人間の方がもつと弱くなるから、肺炎菌の方が強い勢を現はす。人間の抵抗力が強ければ、肺炎菌を喉へ持つて行つても平氣だが、人間の抵抗力が弱つた時には肺炎菌のよい畠となつて、肺炎菌は得意に繁殖する。

そして人間は殺されるといふことになる。そこで、私から云ふと、インフルエンザといふものは、左程怖いものぢやない。罹つたつて、だまつてをれば治る。唯肺炎にさへならなければ心配はない。

その肺炎にはどういふ人がなるかといふと、滲透性體質、一名滲出性體質の人がなる。動物膜が弱わつて菌や蛋白質が出たり入つたりする性質の人が肺炎に罹り易い。痲疹だつてさうである、痲疹其のもので死ぬといふ人はないが、肺炎を合併すると恐ろしいことになる。皆な同じことで、天然痘もさうである。天然痘自身は、あばたになるだけで結構治る筈であるが、天然痘も矢張り、痘瘡肺炎及痘瘡腎炎などといふ合併症を起すから恐ろしい。が、之も滲透性體質の人に來るのであるから、平生から體質を強くして置けば傳染病など恐るゝに足らぬのである。痲疹といふものは、一生一遍罹らねばならぬと決つてゐるのであるから、それで人が死ぬといふことであつたら、世界の人は皆亡んで行かなければならぬ。痲疹だけでは死なない、唯肺炎を起した子供だけが、死んで了ふのである。

大正七、八、九年よりももう一つ前のインフルエンザ流行の時の合併症は鼻が侵されて、副鼻腔炎を起し、中耳炎を起し、乳嘴突起炎から腦膜炎を起した。この合併症がひどい流行で、有名な、外山正一博士などが、其の時のインフルエンザで脳膜炎を起して亡くなられた。それは本當の上氣道性で、上だけを侵した。其の合併症さへなかつたら、インフルエンザ恐るゝに足らず。但し之が豫防法といふものはない。マスクしたつて駄目で、人跡未到の山間僻地に逃げて行くより外ない。治療法とて唯所謂對症療法、卽ち咳が出れば咳の療法で、水蒸氣を部屋に立たせて置くとか、極くひどくなると、酸素吸入をするといふ位のもので、根本的の療法はないから、平生から心掛けて身體を丈夫にしておくより外はないのである。

(三) ヂフテリー

ヂフテリーは黴菌が喉について、そこで擴がるので深くへは入らない。肺の方まで入つて行くとか、胃腸に入つて行くとか、血液中に入つて、全身に擴がる、といふことはない。ほんとの局所だけを侵すのである。僅かのところに繁殖して、デフテリー菌が毒を出すことは激しいもので、それが全身に吸收されて行つて、遂に心臟痲痺を起すことにもなる。それで此の黴菌は恐れられてゐるが、さて其の黴菌と雖も、健康な、抵抗力の强い咽頭には、くつついても、擴がることも出來ず、病氣にすることも出來ない。さう云ふ人は、ヂフテリーの保菌者となつてゐるだけで、病氣はしない。喉が痛くも何ともないが、黴菌は喉にをつて、檢査するとちやんと解かる。そして外の人にはうつるのである。患者一人發生すると、其の家族の間に、必ず保菌者は二人や三人出來る。そして體質の弱い人だけが發病するのである。

デフテリー菌が喉につくと、其の毒が一寸深く入つて行つて、此の組織の血管を侵す。血管の方ではそれを防ぐ爲に、血管の弱つたところから纖維素を出して穴塞ぎの役目を勤め、ヂフテリー菌と人體とを隔てるために、纖維の層を作つて、黴菌を組織からはなしてしまふ、ヂフテリー菌は纖維の面に繁殖して、毒を出して遙かに人體を中毒するだけで、奥の方へ入り込まれない。その纖維は一つの灰白色の厚い膜となる。之をヂフテリーの義膜といふ。それが出來るとお醫者さんが、「あゝヂフテリーだ。之は大變だ」といふが、何のことはない、義膜が厚く出來て、黴菌を隔てようとして居るし、毒素がドン〳〵入り込まうといふのを穴塞ぎしてゐるのだから、戰爭が始まつてゐる狀態である。黴菌は纖維素によつて隔てられて中へ入ることが出來ないが、毒は入つて、人間の體の中に、自然とヂフテリーの毒に對して免疫體が出來て來る。ヂフテリーの毒が、二日も三日も體の中へ入つてをると、こんなものに來られちやあ困る、其の毒をぶち壞すものを拵へなければならぬ、といふので、內臟のどこかでそれを拵へて、血液の中へ送ると、その毒をぶち壞せ〳〵といふので、無毒にしてしまふ。それを免疫體と唱へる。それは自然に人間の體內に出來る筈のものであるが、出來るまで待つてをられないから早く何とかしよう、といふので、いろ〳〵工夫して、血清注射といふことを行ふ。一體此のヂフテリー菌といふのは、人間が人工的に、ガラス壜の中に養ふことが出來る。それは、ガラス壜の中に、動物の肉などで拵へたソップを入れておいて、そこへ患者から取つたヂフテリー菌を落して置くと、ヂフテリー菌は其のソップの面にずうと浮いて育つ。酸素の好きな黴菌であるから表面へ生える。そして一週間も經つと、そこから出來た毒が、それより下の液體にずうつと混つて來る。其の時、其の黴菌だけを取除いて、澄んだ液體を取つて來るとそれが却々猛毒で、微量を射しても動物などが死ぬる程である。それを數百倍にも薄めて、極めて少量を馬に注射すると馬は體が弱つて來るが、馬の血の中にそんな毒に負けない免疫體が出來て來るから一週間程おいて今後は前より少し餘計注射する。馬は又弱るが、免疫體が前よりも餘計出來て防ぎにかゝる。其の中段々分量を多く、段々濃いものを射してやる。遂には、何にも薄めない毒液を、三百瓦、五百瓦、八百瓦もさしても、平氣になる。これは、馬がヂフテリーに免疫になつたので、それまでには、三ケ月も六ケ月もかゝる。其の馬の生血を壜に取つて置くと、キューッと固まる。固まると綺麗な黄色の透明な液が浸出て來る。それを血清と名付ける。

其の血清の中には、ヂフテリーの毒に抵抗する、免疫體が多量に出來てゐる譯であるから、この血清を、まだ免疫體の出來ない患者の體へ、注射すると人間の方では、援兵を送つて貰つた譯で、大いに力を得て治らうとする。今度は黴菌の方が益々毒を出すが、毒はドン〱血清で中和されて、厚くなつてゐた膜がはがれて、黴菌が皆外へ除けられてしまふのである。これは血清療法であつて一種の人工療法である。

併しさういふことをしなくては治らぬかといふと、ヂフテリーの血清療法など無い昔に、隨分ヂフテリーはよく治つた。私自身矢張ヂフテリーに罹つて死ぬところまで行つて、幸ひ助かつた。それは、昔の療法で、硫酸銅の液だとか、吐根と云つて、其の根を煎じて飮ませると、吐きたくなる。其の吐く勢と云ふものは、恐ろしいもので、涙も出てくれば鼻も出てくれば、口中から粘液が出て、いやな氣持で大變苦しいものである。併し其の液體が流れて來る勢で、纖維素の義膜もはがされて、ヂフテリー菌は外へ追ひ出される。さういふ療法で、昔は治したものである。其の上に抵抗力のある人ならば自然に自分の體に免疫體が出來るまで、こらへられないことはないのである。今日では血清が無かつたら人間は、ヂフテリーに罹れば死ぬものと考へてゐるけれども、決してさうではない。私共、血清の無かつた時代も血清の出來てからの時代も知つてゐるが、その知識で較べて見ると、なあに「血清など、ほんの補ひ程度さ」と言つたものです。唯だ、體質の悪い人だけが、毒がグン／＼入つて行つて死ぬるのである。

（四） 喉頭ヂフテリー

喉頭は狹い間から、空氣が出たり入つたりして、ものをいふ時には、此の間から強く空氣を出して、音を拵へてゐるので、そこのところにヂフテリー菌がくつつくと、體の方から又例の義膜が出て來て、ヂフテリーを隔てる。さうすると、この聲帶が義膜に包まれて、息つく穴の方が狹くなつて、所謂聲門狹窄となる。そこで顏は紫色になつて、苦しい息をして、いやな咳をする。そのまゝだと窒息して死んでしまふから、吐かせる藥など飲まして、吐く勢で聲門の義膜と、ヂフテリー黴菌と一緒にパーッと出して了ふと息が樂になつて、助かるのである。だから、人間の體は時によつては吐かせることも必要であり、下すことも必要、汗かくことも必要であるが、それは自然にさうなつて來るのである。卽ち熱があればズン／＼汗が出るし、胃腸が悪ければ自然下痢をするし、何か喉へ悪い物がくつゝくと、自然吐きたくなるし、自然作用がちやんと豫防してゐる。それを利用して、誘ひをかけたのが、昔の吐劑など飲ませるやり方である。

喉頭ヂフテリーなども吐劑をかけて吐かせて樂にして、治したのである。今では窒息の惧れが強くなると外科的に氣管切開をするのである。喉頭ヂフテリー豫防法としては、單にうがひした位ではいけない。體質を強くして抵抗力を備へておかねばならない。

（五）猩紅熱

猩紅熱に罹ると、鼻の下から口の周圍（そこだけは蒼白色になる）、を除き顏から體全體が眞赤になり、猩々の顏みたいになるから、猩紅熱と唱へる。この病原もまだ判らない。顯微鏡にも載らない程細かい病原らしい。最初此の病氣は我が日本に無かつたが、明治十八年か二十二年頃、初めて日本へ來た病氣で、其の前には誰も見てをらぬ。文献にもない。所が、近頃其の病氣の多くなつたことは非常なもので、病院がいくらベッドを增してもおつゝかぬ位。小學校へ行くと、猩紅熱にかゝつて來るよ、と、親も怯える位である。

何故こんなに多くなつたか、といふと、それは永い間傳染病に關係した私の經驗によると、之は肉食國に多くて菜食國には少い病氣であるから、日本には無かつた筈であるが、明治の初年頃から、ボツ〳〵肉を食ひ始めたから、それから段々廣がつて來たものと思ふのであるが、ドイツのツエルニーといふ小兒科の大家も同意見で、この猩紅熱は悪い牛乳榮養の子供に多い。母乳榮養の子には少い。そして植物食に慣れてゐる田舍の人は、此の病氣に罹ることが少いと言つてゐる。又此の病氣には、家族感染が非常に多い。五人の子供の中の、三人、四人まで罹る。「それは何故？」それは生活環境が同じだからである。兄弟共皆な親の好きな物で養はれてゐるから、體質が同じになる。それからもう一つ注意すべきことは、猩紅熱に罹つても、命には別狀ないけれども、猩紅熱腎炎と云ふ、腎臟炎を合併すると尿毒症になつて生命が危いこともある。ところが腎臟炎も肉に關係がある。肉食の人に腎臟炎が多く、腎臟炎になつたら卵も、肉類も、スープも、鳥も、魚の脂濃いのもいけないとされてゐて、これだけはどんな醫者でも知つてゐる。又腎臟炎を豫防するには、あまり年取るまで肉食をしてはいけない。之は私が以前から言つてゐるところであるが、矢張大勢の意見もその通りである。

（六）瘡　瘡

疱瘡(天然痘)之は誰でもよく知つてをる病氣であるが、本來日本には此の病毒も絶對に無かつた、何處から來たか、といふと、支那から來たに決つてゐる。支那の奥には未だ文化の開けない處があつて、疱瘡の豫防など出來ない爲に、其處には年中ポツリ〳〵と疱瘡に罹る者が出る。其の土地から、時々天然痘が擴がつて來るので、之も四年に一遍とか、八年に一遍とかに、來たものであるが、近頃日本に種痘が普及して、段々罹る人が少なくなつて來た。醫學の開けたことは此の傳染病一つを豫防し得ただけでも、非常に有難いことである。症狀は顏に豆をぶつゝけた樣な工合に、ボツ〳〵出來て來る、腋の下や内股の樣に保護された所には少く、露出するところに豆粒の樣なものが多く出來て、膿を持つて、かさぶたになつて、それが段々治つて、輕ければあばたにならなくて濟むけれども、重ければあばたが殘る病氣である。

所が幸ひ、イギリスにゼンナーといふお醫者さんがあつて、種痘法を發見した。不思議なことに、人間の天然痘が流行る樣になると、牛も天然痘に罹つて、牛の乳房に疱瘡の樣なものが出來るのである。さうすると、牛の乳を搾る女の人が、それを搾つて居る間に、自然と牛から感染して、牛の疱瘡が出來るが、其の人達は倖せと輕く濟み、それで天然痘に罹らなくなるので、或百姓の女が、「私は牛の疱瘡に罹つたから、もう天然痘には罹らないよ」と威張つてゐるのを聞いて、ゼンナーは「いゝことを聞いた。それならば牛の疱瘡を人に植ゑてやつて、輕い牛の痘瘡に罹つたならば、人間の傳染病は防げるのぢやないか」といふので研究し始めた。三十年も硏究して、立派に、人間に植疱瘡する方法を敎へたものである。それから段々世界の人は眞似てやる樣になつた。日本は明治以前からやつてゐて、成程植疱瘡した人は天然痘に罹らぬといふことが解つて、今では恐るゝに足らない病氣の一つになつたけれども、さて、いくら恐るゝに足らぬと言つたつて、支那とこんなに交通してゐるからには、どうしても支那から持つて來る人があり、多かれ、少かれ、天然痘は絕えたことがない。絕對に絕やすといふことは出來ない。此の植疱瘡が擴がつた時に、之さへ擴がれば、世界中から天然痘なんて無くなつてしまふ、と思つた所が、現に何所の國でも、矢張り絕えないのである。

日本では隣國に病原があるので、一生懸命法定種痘をやつてさへ、之を防ぐことは出來ぬ。何故かといふと、何遍も植疱瘡して、よくつくに拘らず、免疫が出來ないで、又天然痘が來ると罹る。所謂、植疱瘡に善感して免疫にならねばならぬ筈の人が、天然痘に罹る。だから、完全に之を絕すといふことは、絕對に望まれぬことである。併し乍ら、大多數の人、九十九%、或は萬に九千九百九十九人までは救ふことが出來るから有難い。然らば免疫にならない此の少數の人はどうしたものか、といふと、さういふ人は、植疱瘡してさへ天然痘に罹る樣な、免疫の出來難い人であるから、昔ならば、天然痘が流行したといふと、イの一番に罹つて、一番重くなつて、皆な斃れてしまつた筈であるが、植疱瘡でどうかかうか生かして貰つて、其の人の子孫が殖えて、矢張植疱瘡しても上手《うま》い工合に免疫が出來ないのである。大自然といふものは、篩にかけて、弱い人だけ殺してしまふので、生きる人は皆强い人になつて生きて行く――といふ、弱い强いを試す處の一つの試驗として用ひられてゐる樣なもので、今日之をなるべく助けて生さう、といふのは、洵に仁慈の政で有難いことである。

或人は、植疱瘡する樣になつてから結核に罹る人が大變多くなつたと云ふが、植疱瘡しなかつた時には、疱瘡に罹つて死んだ樣な人は、結核に罹り易い人であつたのが、今は植疱瘡で生かして置くから、天然痘の代りに結核に罹るのだと云ふことも出來る。いづれにしても、滲出性體質の人は、結核にも罹り易いし、天然痘に罹つても、肺炎や腎臟炎を起し易い人である。大自然と人生の間の關係は、考へれば考へる程不可思議で微妙なものである。

兎に角、昔は一生に一遍植疱瘡すればよかつた、二遍すると丈夫であつたが、今は流行の度毎に、殆ど毎年植ゑてゐても、完全に豫防するといふことは絕對に出來ない狀態である。

水痘といふのは、之亦命取り病ではない。一寸盛高く赤いものが出來て、頭のところに水を持つて、それが黒いかさぶたになり、それから治る。之は天然痘と極めてよく似寄つた病氣であるけれども天然痘とは完全に別なものである。その證據に、水痘に罹つても又、天然痘にも罹る。全く別な病氣で、時を同じうして流行する。之が診斷を間違へさして困るので、慣れない人は、水痘と天然痘の區別が出來なかつたりする。

（七）麻疹

麻疹といふのは一生に一度は必ず罹らなければならない。併し麻疹に罹つても、肺炎さへ起さなければば大丈夫。之には別段の治療法もなければ豫防法もない。寧ろ輕い流行では早く罹つた方がいゝ。輕い流行と重い流行と、どこで判るかといふと、麻疹でも、肺炎の合併症の强い流行がある。それを重い麻疹といふ。それから、麻疹ばかりで治るといふ時には、輕い麻疹の流行といふ。さういふ時に罹つたらいゝので、罹るには子供の時に罹つてをく方が輕い。之が矢張食物問題に關係する。子供が親の乳を飮んでゐる間に麻疹に罹ると、體質は純であるから病狀は輕くて濟む。それから段々大きくなつて、七、八歳の時には、肉も魚も食はせられるし、又大人になると、西洋料理、支那料理、何でも食ふから、痳疹に罹ると重くなる。風疹といふのは、痳疹よりも一層輕いので、熱があつて少し變だな、といふとフーッと赤くなる。さうして又スーッと治つて行く。之も痳疹と異つた病氣であるが、似寄つてゐる。風疹に罹つたからとて痳疹を免れることは出來ない、痳疹に罹つたつて、後で風疹に罹ることもある。お互に豫防關係はない。

(八) 發疹チフス

發疹チフスは、日本に無い病氣で、英國、アイルランド、ロシヤの奥地に始終ある病氣である。我國では、北海道、樺太、東北などの人が多く罹る。何故かといふと、是等地方の人は冬の間雪の爲に働く仕事が無いと、漁業の手傳に出稼に行き、歸つて來る頃は、二月、三月で、これから暖かくならう、と云ふ時、ロシヤの奥地の方の、發疹チフスを背負つて來るので、其の時、青森とか弘前とかの東北地方や、北海道などに、此の病氣が、パーッと擴まる、それは東京にまで來て、大流行したこともあるが、東京以南には行つてをらない。

此の病氣は又、チフスと似寄つてゐるが、身體に發疹がポツ〳〵が出來て、其の赤い班點のところに、プツリ〳〵と紫色の血點が現れて來るのが特徴である。腸チフスとインフルエンザとを一緒にした樣な病氣で、チフスならばポーッとして寢てゐるし、インフルエンザならば頭が痛い、腰が痛い、體が裂ける樣だといふが、發疹チフスにはこの二つの症狀が現れて、隨分苦しむ病氣であるけれども、之は割りにチブスよりは經過が短い。チフスは四週間も熱があるが、之は二週乃至三週間で熱が下ると、後はカーッと良くなつてしまふ。之もひどい時には可成死亡率も高く、四十以上の老人が罹つたら敵はない。併し若い人には極く輕い病氣である。之は外國ぢやどうなつてゐるか、といふと、英國だとか、ロシヤだとかは、子供の時に罹つてしまつて、免疫になつてゐるから、年取つてから罹らないが、それ以外の國民は年取つてからでも罹るので、非常に重くていけない場合が多い。之はよく虱などのゐる寒村の貧い處にあるから、虱が媒介するとも言はれてゐるし、インフルエンザの樣に、咳したりする時に擴まる病氣であるとも言はれてゐる。之が歐洲戰爭の時には、ロシヤの軍隊などに、非常に擴がつて、戰死者よりも、發疹チブスに罹つて死ぬ者が多かつた位で、軍隊病の一つに數へられてゐる。

（九）流行性腦脊髓膜炎

流行性腦脊髓膜炎といふのは黴菌が原因である。二つの球菌が互に押し合さつてをつて、附着點が押つぶされてゐる様な恰好の黴菌で、之はワイクセルバウムといふ人が、初めて見つけたので、ワイクセルバウム菌と唱へてゐる。之が腦脊髓膜にくつゝいて、脊髓膜や腦膜を侵して、一種の腦膜炎を起す。それが流行性に來る。其の黴菌も、平生喉にくつゝいてをつて、何にも害をしない。所が遇々腦膜の抵抗力が衰へると、病氣を起す、だから矢張體質に關係する。滲透體質、滲出體質の人が罹り易い。それは、又、腦を打つた時に罹ることもある。踏臺に乘つて、電燈いぢつてをつたところが、クラ〳〵として、パツと引繰返つて頭を打つて、それから二日か三日經つて、腦膜炎の症狀が起つて、病院へ行つたら、流行性腦脊髓膜炎と言はれた。或は、電車から降り際に、フラ〳〵として、後の柱でボーンとやられて、それから二日、三日經つた時に、今まで黴菌は持つてをつたが抵抗力が強い間は何ともなかつたのが、打つたとか倒れたとかいふ時、其の弱り目につけこんで、喉からずうつと入つて行つて、腦膜を侵す。さうすると腦膜炎の狀態になる。

之は神經系統の疾患のところでお話した様に、ひきつけられて、ずゐぶん頭痛に苦しめられる。さうなると、背中の腰のところから、鍼を打つて脊髓液を拔くのである。すると、腦髓の壓力が減じて、頭痛が治る。鍼を打つて、二十遍も三十遍も液を取り〳〵してゐる中に、治ることもあるが、六十%位は死ぬる。四十%生殘るけれども、その後が何だかよくない。目が見えなくなつたり、耳が聞えなくなつたとか、いろ〳〵な故障を起す。兎に角、重要な腦膜、脊髓膜を侵すのであるから後が惡いのも當然である。この病氣も昔からあつたのではなくて段々外國から入つて來たものである。

（十）流行性腦炎と嗜眠性腦炎

流行性腦炎は近頃の流行であつて、眠り病と唱へる嗜眠性腦炎と、夏季腦炎——（之は私が付けた名である）の二種類ある。此の夏季腦炎と云ふのは、明治の初年からあつた病氣で、其の以前はどうも判らない。何でも夏、海岸などで、人が暑さに苦しめられてゐる樣な、暑い盛り三週間ばかりの間に、ボツ〳〵と患者の出る病氣であつて、涼風が立つたり、一雨降つたりすると、すうつとやんでしまふから、夏季腦炎と名付けた方がよからう、いふので、さう唱へてゐるのである。

それから嗜眠性腦炎の方は、何時頃から我國に現はれたかといふと、夏季腦炎よりもつと遲く、大正八、九年頃からで、之はインフルエンザと一緒に外國から來たもので、一種の腦炎である。腦を侵されて、唯だ眼瞼が自然と下つて來る、しきりに睡くなつて、あくびが出たり居睡りが出たりする。御飯を食べないかと、といふと、起きて來て御飯食べながらも、コクリコクリやつてゐる。其の眠りは、發病から二週間位の時、一番ひどくなる。それで治るが、ひどいのになると昏睡狀態になつて死んでしまふこともある。別に苦しみのない病氣で、唯だそれだけのものである。所が、夏季腦炎に至つては、熱が急に高くなつて、頭が痛いと思つたら、大抵は、ガーッと倒れて人事不省になつて寢てしまふ。搖り起しても起きない。何にも食べない。其の代り、五日、七日と寢てをつて運のいゝ人は熱が下つて、眼を開いて、アーと言つてグン〳〵治る、又三日、四日それきりで、お終ひになる人もある。之は夏に來るが、嗜眠性腦炎の方は冬に多い。二つとも流行性腦炎である。かういふ病氣に罹りたくないと思つたら、矢張抵抗力が問題で、暑さ寒さに對して鍛へて置くと、罹らなくてすむのである。

（十一）小兒麻痺

小兒麻痺は傳染病であつて、脊髓前角炎と云ふ。此の病氣は脊髓に罹るもので、腦髓に罹つてをらぬから、患者自身も病氣に罹つたと知らず、親も知らずに居る中、足がブラ〳〵になつて初めて醫者へ行くと、之は小兒麻痺だと言はれるいやな病氣である。その病毒は常に擴がつてをるので、文化生活者は絶えず毒にさらされて何時の間にか罹るものである。いよ〳〵發病する人といふのは、少いものであるから、發病しない様に、抵抗力を強くして置くより仕方がない。一旦起つたら足がブラ〳〵になつたり、固まつたりする。それを揉みほぐさなければならない、揉みほぐして働かせば、可成のところまで囘復するけれども、健全な足と同じにすることは難しい。まあなるべく早く運動囘復術を始めるが宜しい。

（十二）肺ペスト

肺炎は、呼吸のところで説明したから略しておくが、矢張上氣道から入つて行つて、咽頭の邊などに黴菌が永く入つてをり、インフルエンザに罹つたとか、何かした時に、カーツと侵す。だが、「禍は其のなるの日になるにあらずして、蓋しよつて來るところあり」といふことと同じで、病と云ふものは、起る日に起つたのでなくして、前々から準備はちやんと整へてあつて、相手の弱り目につけこんで宣戰布告をするのと少しも變らない。

次は、肺ペスト、之も日本に無い病氣で、支那の奥地、アラビヤの奥地など、アジアの奥地に絕えずある病氣で、之は動物の病氣である。例へば山鼠は兎位の鼠で毛が如何にもやはらかで、襟卷や外套の袖口などに適してゐるので、其の獸を狩りに行つた人が、ペストに罹つて來る。其の樣なペストは、日本では鼠が先に罹る。針鼠、山鼠、家鼠、溝鼠等の、鼠類の罹る病氣で、それが人間に來たら大變な病氣になる。肺ペストにかゝると、人から人にドン〳〵傳染して、うつつた人は百%皆死んで、生きる者はない。此のペスト菌は何處にをるかと云ふと、喉にをつて、肺を侵して行く。さうして人にうつすのには、近くにゐる人にグン〳〵うつして行くので、例へば醫者がペストを知らずに見舞に行つて、診察して歸つて來ると、其の醫者がペストに罹る、といふ工合に、ちやんと系統を辿つて、あの人から此の人、といふ樣に、ドンドン擴がつて行く、之はマスクをかけるといくらか防ぐことが出來る。ペスト菌といふ黴菌で、顯微鏡で見えるだけの大きさを持つてゐる。

之は滿州や支那では、時々大流行をやつて困るが、そこらの人はあまり怖がつてをらぬと見えて、ペストで殪れた者があると、直ちに其の着物を追剝して、腹卷に手を入れて、金を皆奪ふ。それで奪つた物を自分等が着るのだが、其の人達は皆其の病氣に罹るかといふと、なかなか抵抗力の強い人ばかりで、餘り罹らない。

（十三）百日咳

百日咳は子供に來る病氣で、一遍罹つたらどうしたつて三ヶ月や三ヶ月半位は治らぬ。コン〳〵咳して或は吐いたりすることもある。之も百日咳菌といふ黴菌があると言はれ、注射療法が行はれてをるけれども、注射したら請合治るか、といふと、さういふ譯に行かない。矢張抵抗力が問題であつて、抵抗力さへ強ければ、百日咳に罹つても死なない。抵抗力の弱い子は、百日咳肺炎を起したりして死ぬ。

以上上氣道性傳染病の病源は、喉にくつついてをつて、そこからいろ〳〵な場所に行つて侵すので、喉の健康といふことは、餘程注意しなければならない。

「喉を健康にするにはどうするか？」皮膚を丈夫にするより仕方がない。さうして、食物を正しくして、黴菌などに耐へさせて行く、寒さに弱い者には寒さに耐へさせ、暑さに弱い者は暑さに耐へさせる、馴れるといふことが大切である。慌てゝもいかぬ、自然に馴れさす。併し乍ら、親の抵抗力が強くなつてをるならば、其の親から生れて來る子供は、正しく強く生れて來るのだから、先づ、親の食物、親の條件から改善して行つて、子孫に至るまで、皆な、病氣などに罹らぬ強い體にする樣に心がけてほしい。要するに凡ての病氣は體質さへ丈夫にしたら、何も恐るゝに足らぬ、といふことになるのである。

第十八章　經膚性傳染病並に慢性傳染病

（一）丹　毒

經膚性傳染病の主なるものは丹毒、腺ペスト、破傷風、マラリヤ、狂犬病、鼠咬症、恙蟲病、回歸熱などである、これ等は皆皮膚の抵抗力が強く血液の病毒殺滅力が強ければ、侵されないで濟むのである。又侵された時にも必ずそれを防遏する力がある。

丹毒は丹毒菌といつて念珠玉を連ねた様な黴菌であるから一名丹毒連鎖球菌といふ。之は一種の化膿菌であつて皮膚へ深く入らずに平たく皮膚の表面の皮下のところに擴がるので皮膚の柔いところ、例へば小鼻の邊であるとか、耳朶のところ、或は唇の角とか、皮膚の移り替り目の弱いところから病菌が食入つて皮下を擴がつて行く。するとそこは少し腫れ固く赤く熱を持つて、多少ピリ〳〵痛みを持つ、一種の皮膚炎が起る。抵抗力が弱いと、それが段々擴がつて行つて、首から胸、或は背中、頭と擴がり遂に全身の三分の一侵されたなら致命症である。それから又この黴菌は、皮膚の表面だけで濟まないことがある。深く入つて行つて血液內に入り所謂敗血症を起す。之を起したら致命症である。

この黴菌は傳染性であるから隔離される。然し傳染する經路は大抵判らない。病菌は人間の住んでゐる所には何處にでもある筈なのである。にもかゝはらず多くの人が罹らないのは有難いことである。昔は臍の緒を結へるのに下手な結へ方をしたり、それを切るのに下手に切つたりすると、そこから丹毒が起り初生兒丹毒となつたが今は總て消毒してやるからその心配はなくなつた。昔はよく新藁を用ひたもので若い奥さんでもある家では、お產がないとも限らぬと言つて、秋に苅つた藁を、ちやんと取つておいて、それを敷いてお產をした。新藁には黴菌がゐないからである。また北海道は米もなくて藁もなかつた時に柳の木を削り外皮剝いで白いところを用ひて謂はば木綿の樣なものを拵へそれを敷いてお產をした。之も黴菌はゐない。もつと原始的なのになると、水邊でお產をした。そして產婦自身が子供を水で洗ひ、臍の緒は柳の絲で縛つた。又葦を割いて切つた。葦や柳には黴菌はゐない。今日のポケツトナイフだとか爪切鋏で切つたら危い。針で破つてもいけない、針は人間が使つた物であるがバラの刺には惡い黴菌はゐない。天然の中には悪疫の種等はゐない。人間は文化々々と言つてはゐるが皆非常に不潔になつて、こんな病氣を釀す様になつてゐる。

さて丹毒病菌がある程度擴がると其の連鎖球菌に對する免疫體が出來る。體とは物質である(物質といふ事を外國の飜譯で體と言ふ字を使つてゐる)此の免疫物質といふのが體の中に出來ることは洵に天恵である。「見殺しにしては置かぬぞよ、お前の體の中に其の病氣に對する免疫物質を自然に拵へて上げるぞよ」といふ天の約束である。さうすると此の黴菌はもう擴がる事が出來ないで、段々赤い色が褪せて治つて行く。併し抵抗力の弱い身體には一様に擴がつて命をとられる。併し大體は治る。別段に治す方法といふものはない。いろいろな膏薬、イヒチオールといふ黒い藥を塗つたりするがそんな事で治るものでない。治るのは身體の自然の働きで治る。かういふ時は食物が大事である。御馳走を餘計食べると却つて擴つてしまふ、寧ろ質素な菜食少食がよい、餘り濃厚な物を食はぬがよい、平素でも濃厚なものを食べると顔が眞赤になり火照《ほて》つて暖かくなるが、丹毒の場合も赤く熱くなる。それは擴がる火の手に油を注ぐ様なものだ。この病氣に限らず外科的な病氣は皆同じである。切斷して肉が上つて來るまで、矢張り食物の注意をして置かなければいけない。切斷して血を失つたのだから肉を食べ魚を食べ、西洋料理、支那料理と言つてゐると肉が花の様に盛上つて却々傷はくつゝかない。

（二）腺ペスト

ペスト菌は本來人間の體に無い。支那の奥地とか、ヒマラヤの奥地とかの山の中にある動物、兎に類した動物、山鼠、針鼠、家鼠、野鼠の様な鼠類が持つてゐる黴菌である。そしてペストにかゝつてゐる鼠が死ぬと、死んだ鼠にくつゝいてゐる其の蚤は鼠から離れて、天井の隙間等から落ちて下にねてゐる人の血を吸ひにかゝる。するとペストにかゝる。然しこれは滅多に人から人へは移らない、ペスト菌は淋巴腺に抑へられてしまふからである。淋巴腺は皮膚の中にあるから人の手にペスト菌が着く事はないのである。併し、例へば絲引工場等に働いてゐる人は綿の包の中にペスト菌が入つて來るので、印度あたりにペスト菌があるとすると、そのペストを持つて居る鼠が綿の倉へ入つて來て綿の實を好んで食ふ。食つてゐる時に職人が來て綿を機械で鐵の紐を掛けて石の様に固く締める。勿論締めつけられた鼠は死ぬがペスト菌は死なない、血液の様な蛋白質の中へ閉ぢ込められて速かに乾燥された時には黴菌は死なゝいでミイラの様になつてゐる。それが日本へ送られて來ると日本で消毒はするが、その消毒が完全でないと捨てられた綿のごみで日本の鼠が感染する。それから、その鼠の蚤が工場の人に來るのだから、さういふ時になると、何人も患者が出來る、併し患者から患者へうつるのではない。鼠の蚤は何匹もゐるから、甲の人の蚤が乙の人に移るのである。この場合經路ははつきりしてゐるので左程怖くない。

腺ペストは淋巴腺を侵す。足を蚤に食はれた時には股の淋巴腺、手を食はれた時は腋の下の淋巴腺が腫れる、さうすると痛んで運動は出來ない、そして熱が出る。それでペストの毒で心臓痲痺を起して死ぬ者が大體六十パーセント、併し四十パーセントはまだ生き殘るのである。

これは外國から來る病氣であるから我日本へ入れない樣に注意すれば一番よい、だから外國品、印度の綿の樣な物、或は支那の毛皮の樣な物を、內地へ滅多に持込まぬ方がいゝ自給自足が行はれゝば此の上ないことである。

(三) 破傷風

破傷風の原因は一種の黴菌である。この黴菌は非常に空氣を嫌ふ、丹毒の黴菌は空氣を好んで表面に擴がるが破傷風菌は空氣は大嫌ひだから人體の空氣の入つてゐない深い所へ入り込む、此の病氣にかゝるのは大抵釘を踏拔いたりして深くて細い傷が出來るとその奥で此の黴菌が働く。之は僅かの黴菌でさう澤山擴がるものではない。けれでも非常に强い毒を分泌する、其の毒は全身に痙攣を起させる。之に罹ると筋肉がキューッと痙攣するから非常に痛くて悲鳴を上げる、實にひどく苦しむのである。室の戸をパタンと閉めても其の響で痙攣を起し、風が窓から吹いて來ても痙攣を起す、そして心臓痙攣を起すと死ぬ。死亡率がなかく〳〵高く、治療も容易ではない。然し豫防法がある。それはこの毒を最初千倍位ゐに薄めたものを、後に段々濃くしたものを馬に注射する。そして遂に相當濃い毒を注射しても馬が驚かぬ様になると、その馬の血の中には免疫體が出來たのであるから、それを取り出して人間に注射すると、次に人間にも亦免疫體が出來るからそれで豫防することが出來るのである。

(四) マラリヤ

マラリヤは蚊の中でも、アノフエレスといふ蚊によつて媒介せられる。アノフエレスの雌が人間の血を吸ひに來る。何のために血を吸ふかといふと、自分の持つてゐる卵を育てるにはどうしても人間の血が必要である。雄の蚊は植物食であつて、腐りかけた果物などにくつついてゐるが、雌は人間の血を吸ふ。

然し蚊は媒介するだけであつて病毒は別にある。それはマラリヤ原球といふ動物蟲の微生物である。諸種の黴菌は植物性のものであるが、マラリヤ病毒は動物性で、人間の體内に入つてゐる間は無性生殖——分裂して繁殖する。然しこの無性生殖は長く續かない。そのうち人間の體に免疫性が出來るからである。が、マラリヤ菌は容易に死なない。生殖體といふものになつて厚い皮を着て、乾いても死なないし、外界へ出ても死なない。それで何年でも人間の血の中に入つてゐる。だから一度マラリヤにかゝつた人は發病しないで健康に働いてゐてもマラリヤ病原は保有されてゐる。そしてその人間がアノフエレス蚊に螫されたとき、保有されてゐた原蟲が蚊の中へ入つて行く。すると今度は男性女性の原蟲が蚊の中に有性生殖をして繁殖する。その蚊がまた人を螫すと、螫された人間がマラリヤになる、人間から人間へは決してうつらない。蚊によつてのみ媒介される。だからアノフエレス蚊を撲滅しさへすればマラリヤの心配はないわけである。

蚊を撲滅するには蚊の發生の根本を押へてしまふのが一番である。蚊は水のある場所でなければ決して繁殖しない。ボウフラは水の中に育つのであるから水のないところには蚊はゐないし、また急激な流れにもボウフラはわかない。沼や溝などはボウフラが住む最も格好の場所であるから、そんなところには石油を少し放りこむと石油の薄い層が擴がる。ボウフラは空氣を吸はなければ生きて行けないので、とき〴〵浮び上つて來る。すると石油の層で空氣が遮られてゐるし、また石油は毒だからボウフラは死ぬる。然しこの外に注意しなければならぬところは芥溜である。芥溜へ雨水が入ると、中に捨てゝあつたブリキ罐へ雨水がたまる。或ひは醬油樽や酒樽の雨水もとかく油斷されがちである。竹藪に蚊がゐるのは竹を切つた切口に雨水がたまるからである。墓場の蚊は墓の前の花立などに湧く。屋根の樋も水がたまると蚊がわく。といふごとく僅かの場所でも油斷がならない。

マラリヤは日本內地に殆んどゐないから今後は絕對に入れないやうにしなければならぬ。日本內地のマラリヤは三日熱マラリヤといふのが多い。これは重くないから大抵すぐ治る。熱帶には種々のマラリヤがある、就中熱帶マラリヤは惡性で、これにかゝると多くは致命症である。

それからもう一つ四日熱マラリヤといふのがある。これはマラリヤの中でも一番輕い。四日熱マラリヤは日本內地には無い。これを媒介するのはアノフエレスリストニーといふ特別な蚊であつて熱帶の方にゐる。支那は一方に熱帶を控へてゐるから、支那にはいろ〳〵なマラリヤがある。熱帶の方へ行くと熱帶マラリヤ、四日熱マラリヤがある。それから亞熱帶へ來ると三日熱マラリヤもゐるといふ工合である。

マラリヤはキニーネといふ藥が妙藥である。キニーネを呑むとマラリヤ原蟲は死ぬる。なほこの病氣もやはり抵抗力の強い人は早く免疫になる。抵抗力の弱い人は何度もくりかへしてゐるうちに貧血して衰弱する。

(五) 狂犬病(一名恐水病)

狂犬に咬まれて狂犬病になつたらそれこそ致命症である。然しこれは注射によつて豫防が出來る。狂犬病の病毒は狂犬の唾液の中にあるから、それを兎に植ゑると、兎は狂犬に似た症狀を呈して死ぬる。まさに死ぬる直前に、その兎の腦髓と脊髓をとると、その中には病毒が瀰漫してゐる。それを生乾きに乾かすと病毒も半ば乾いて力が弱る。その弱くなつた病毒を狂犬に咬まれた人間に注射すると免疫體が出來る。丁度有難いことに犬に咬まれて發病するまでの潜伏期が相當長い。普通十八日以上廿一日位ゐで發病するから、それまでにはちやんと免疫になることができる。最初は少量注射して次第に多く、潜伏期の間に免疫にしてしまふのである。

狂犬病の病毒はまだ判らないけれども注射によつて豫防出來るから狂犬に咬まれたならば直ちに注射しなければならぬ。

狂犬病の症狀は痙攣が起る。嚥下痙攣といつて物を飲むことができない。熱が高いのでしきりに水が欲しくて仕方がないけれども、いざ飲まうとすると痙攣が起る。コップの水を見たゞけでもう痙攣を起す。遂には水を見ることさへ厭になつて來る。それで恐水病といふ別名がある。涎をダラ〳〵流して看護人にでも誰にでも嚙み付く。狂犬病患者に嚙み付かれると又狂犬病になる。從つてこれも早速豫防注射をしなければならぬ。

然し注射よりもつと根本的に日本國から恐犬病を絕滅することが出來る。それは日本は島國であるから――ドイツやフランスのやうに陸續きの國は困るけれども、島國であるから、先づ野良犬に病原を持つてゐるのが多いから野良犬を一匹も置かないやうにし、飼犬には戸籍をつけて飼主にちやんと責任を持たせる。また犬が姙娠すれば屆けさせ、仔犬の處置を犬の檢査所で扱ひ、無暗に捨犬などはさせない。又外國から犬を輸入する時はその犬を六ケ月間位ゐ檢疫をする。その間病氣にかゝらなかつた犬を初めて賣ることを許すやうにする。

狂犬に咬まれたばかりでなく、狂犬の咬んだ食物を別の犬が喰ふと、狂犬の唾液がその犬にうつる。それで人をなめると、あかぎれでも切れてゐた時は咬まれなくてもこの病氣にかゝることがある。

（六）鼠咬症

鼠は十匹のうち一匹は鼠咬症病毒を持つて居る。此の病毒は螺旋狀をしてゐて、兩端に持つてゐる長い細い鞭毛を盛に動かして運動する。此の病毒は長い間判らなかつたのであるが、私共が傳染病研究所にゐたとき、大正四年に發見する事が出來て、之を鼠咬症スピロヘータと命名した。そして全世界の鼠咬症は皆此の病原によつて起ることが全世界の學者に承認された。此の病氣は豫防注射しなくても宜しい。發病した時に、黴毒のお藥の六〇六號を注射しさへすれば、黴毒に效くし鼠咬症にもよく效くことが明かになつたから恐るゝに足らぬ病氣である。

一體鼠は人間と一緒に住つてゐるものではない。野や山にあつて、野の餘り物、山の餘り物で生活してゐるのであるが人間と共に家に住む樣になつたのは人間の怠慢の罪である。人間が食物を粗末にして家の周圍に散らかすから、それを鼠が拾つて生活するやうになつたのである。空家に鼠なしで、食物を嚴重に取締れば鼠はゐなくなる。鼠咬症に罹ると初め五六日熱が出て一度下つて五六日經つてから又熱が上つて來る。さうして今度は無熱の時期が長くなつて、有熱期が段々短くなつてそれを反復する。さうして熱と一緒に淋巴腺が腫れる。それから蕁麻疹みたいな、赤いブツ〳〵が出來る。淋巴腺の腫ることゝ、ブツ〳〵の出來ることゝ、こんな熱が繰返して起つて來る、といふことが鼠咬症に罹つた證據である。かうなつたら直に注射をすれば助かる。

(七) 恙蟲病

恙蟲病は東北(新潟、秋田、青森等)にある。洪水のあつた後の大河の近邊などで水が引いて行つてジメ〳〵してゐる樣な低濕の地に發生する。此の恙蟲は赤蟲とも唱へ、直經〇、二乃至〇、二五粍位の肉眼で漸く見える程度の赤い蟲である。これが皮膚の柔い所へ食入つて來る。その蟲が病源を持つてゐるのである。此の蟲は一體どういふ風に生活してゐるかといふと、大河の汎濫する樣な處にゐる野鼠(それは木の根や何かを食つて生きてゐる)が赤蟲を持つてゐてそこで仕事をする勞働者の皮膚の柔いところを食破つて、自分が持つて居る病毒を植ゑ付ける、其の病毒はとても細かなもので判らない。其の蟲に食はれた痕は段々腫れて來て柔かになつて穴になる。此の潰瘍の大きさは一糎或は〇、八粍位、大きければ一糎二粍にもなる。それにかさぶたが出來る、かさぶたを取るとえぐれてゐる。病毒は體に廻つてチフスに似寄つた様な熱を出す。その死亡率は、三十三％位で、地方によつて多少の相違がある。

之も豫防することは出來る。さういふ低濕地へ入る時には、先づ油を塗つて人間の皮膚を密にして置く。さうして股引を穿き足袋を穿いて皮膚を出さない様にすればよい。其の場所が決つてをるのだから豫防が出來るわけだ。之は日本にばかりでなく外國にもある。

（八）回歸熱

回歸熱といふ病氣はロシヤから來る。シベリヤの奥などの寒い處にある病氣であるが、漁業出稼き人が背負つて來る。寒い處にある病氣で東京以南にはない。一度東京で流行つた事があるが一回きりだつた。

これも亦病原は判つてゐる。矢張螺旋状のもので、回歸熱スピロヘーターと言つて鼠咬症スピロヘータより大きく、尾を持つてゐないが活潑に動いて血の中に住んでゐる。之を媒介する物は虱で、北國へ行くと寒いから年中着物を脱がないので虱が一ぱいたかる。それが人から人にうつり、其の病人の虱にたかられると病氣に罹る。之は場合によると非常に澤山に擴がる。例へば歐洲戰爭の時などは、ロシヤの軍隊に非常に澤山擴がつた。それから他の軍隊でも戰陣病の一つとして恐れられた。

この病氣の特徵は丁度鼠咬症の時と同じ樣に熱が出る。お終ひになつたと思ふと又始まつて來るといふので回歸熱スピロヘーターと唱へてゐる。これもやはり六〇六號の注射によつて治る筈であるが效かない場合もある。とにかく外國から來る病氣で日本に種がないのであるから入れない樣にすれば防げる。

以上で經膚性傳染病の講述を終るが、かういふ傳染病と雖もかゝらないで濟むやうに人體はつくられてゐるので、免疫體を拵へて打ち克つ樣にしてあるのだが、抵抗力の弱い人はかゝる。その抵抗力は食物と大きな關係を持つてゐる。どこまでも醫學はもつと食物のことをよく知らなければならぬ。その食物の知識が專門家ですら乏しい。外國醫學をそのまゝ遵守して足れりとするのが一般の情勢である。昔は食物の忌み、あゝ云ふ物を食べてはいかぬといふ、食物の禁厭があつたが、今はさういふ事を言はない。之は洵に殘念な事である。昔の人のいつてゐることをよく調べてみると人體自然の理法に適つたものが實に多いのである。

（九）癩と肺

次に慢性傳染病と名づくるものがある。結核と癩病である。結核は全世界に擴がつてをつて何とも仕方がない。

我が政府でもその撲滅には非常に努力されてゐるやうであるが、まことに遺憾乍ら結核による死亡率は今日までのところ一向に低下されてゐない。然らば如何にすればよいか。結核については既にその章において詳細に述べたからこゝでは簡略するが、先づ結核は何時うつるかといふと、既に初生兒時代に母親の乳を飲んでゐる間にうつつてしまふ。さうして二十年も經つて、若い盛りの頃に肺尖カタルだ、肋膜炎だと言つて現はれて來る。うつるのはとくの昔にうつつてゐるのであるが、それを發病させない樣にすればよいのである。うつるのは殆ど文化人のすべてがうつつてゐる。發病する人は腺病質の人である。體質さへよくして置けば結核菌などに侵されるものではない。結核は黴菌である。黴菌は植物である。植物は死にかゝつた組織にくつつくもので、生々したものにはつくものではないから、組織さへ生々しておればいゝ。今少し體質を強くすれば結核患者を半分にすることが出來、更に強くすれば十分の一位に減らすことが出來る。

アメリカなどは餘程結核は減つたといふが精神病者が結核患者の八倍も出てゐる。身を愼むことを知らない放慢な生活をしてゐる者は、神に見放され、亡び行く運命を免れない。放慢な生活をやめて身を愼めばそれが體の抵抗力を強くすることになる。さて、癩の方はどうかといふと、癩は遺傳すると稱して昔から其の血統を恐れ、結婚を戒しめてゐたが、實は癩に罹り易い家族といふものがあつて癩に傳染する。親が癩であれば子にも癩が出る、孫にも出るといふので恐れられたが、それは今から考へて見ると寧ろ環境である。癩の親は矢張り子供を可愛がる爲に何回も〱癩菌を子にうつすし、また親の習慣は子に及ぶので親が魚好きだ、肉好きだ、天婦羅好きだといふと、子にもそれを食べさせる。さうすると親の罹り易かつた病氣は子にもつき易くなる。そこで癩の親から生れた子供を直ちに親から離して別の環境で育てるとその子は絶對に癩にならない。癩といふものは黴毒と違つて內胎感染をしない。癩の母親の胎內に入つてをつても、子供に癩菌はうつらない。癩菌は胎盤を通して子供に行く黴菌でないからである。だから、子供が生れたら直ぐ離せば感染しないし、環境を違へて變つた體質にすればよい。親だけは仕方がないから癩療養所でちやんと生活をさして行くと言ふことに今はなつてゐる譯である。

そして現在は癩病患者から子供を隔離して新しい癩が發生しない様にすれば全部癩をなくすることが出來るといふ目標で進んでゐるので、幾分は少くなつたがまだ〳〵大變である。

そこで「此の癩に對して藥がないか？」といふと、なか〳〵ない。癩病の藥は百種千種ある。家傳の藥、祕密藥、いろ〳〵あるけれどもそれで癩は治るとは言へない。癩患者は矢張滲出性體質であるから此の滲透體質を治す方法を取るのが第一である。癩病といふものは、結節癩と唱へて節が出來る。其の結節の中には癩菌があつて、そこには滲出で水が溜る。液體が滲み出て瘤になる。それで體質を改善すると、先づスーッとその水が引いて行つて、健康者に近い外見になる。或癩病院の院長が、玄米菜食で、一年間十名の患者を養つて見た所が、結節は綺麗に引いて行つて、好い顏付になる。血液を調べて見ると癩の免疫體が餘計出來てゐたといふことであつた。何故それを續けなかつたかと訊いてみると、「癩病患者を扱つて見ると解るが、癩が治つて眞人間になるまで養生しようなどといふ人間はない。皆な太く短かく暮さう。どうせこういふ運命になつたのだから好きなことして早く死なせて下さい、といふのが彼等の願ひで辛抱して、慾しいと思ふ物も食はずにをるなんて、一年間は漸くやらして見たけれども、到底駄目だ」といふ。「併し乍らそれはやり様だ、其の人だけをさういふ生活させて、他の人は放慢な生活をさせようとするからいけない。全院悉くにやつて見てはどうか」と話すと、「それはやれぬ」と言つてゐた。院長始め給仕、小使に至るまで、或は其の島全部がそれをやる様にしたら、比較がなくなるからいゝだらうと思ふが、ストライキを起したりしてなか〳〵難しいやうである。

兎に角、さういふ工合に、道はそろ〳〵見出されて來てゐる。之は癩ばかりではない。最近矢張り我々と同じく正しき食物に精進してゐるある結核病院長から次の様な手紙を貰つた。「今度新しく結核の方の仕事を引受ける様になつた。それで、今度は數年前から家族が喜んで食べてゐる様な、あゝ云ふ正しい食事をして、結核患者を療養して見たいと思ふ。其處には廣い土地があるから患者を使つたりして、田を作り、籾を拵へ、籾摺をして、其の新しい玄米で、病人を養はうと計畫してゐるから、援助してくれ」といふのである。まことに賴もしいことである。

第十九章　長　壽　福　祿

（一）眞の完全榮養

今度は全部を纒めて長壽の話をすることにする、今日の科學――サイエンスといふものは、甚だ不完全なもので、一切を死んだものとして論じてゐる樣なものである、解剖して、人間の死んだ胃の恰好を見て、それが胃だとして解剖書に出てゐる。所が生きた人の胃はそんなになつてゐない。一切皆死後の現象が敎科書に載つてゐる樣な譯で、生々したものに就ては誰もが知らない、といふ遺憾が今日の科學にはある。だから、科學の昨日の說も今日は誤りになつて出てゐる。今日の說は明日調べると、又誤りになつて出て來るといふ風に科學は進步する。自然とは少しの進步のあともない。初めから完全である。科學は初めから不完全であるから、それを一部修正し、二部修正し、三部修正し、何時まで修正したつて完全になることは出來ない。

其の科學に立脚した醫學であるからそれは實地のお醫者さんの方はずつと進んでをるが學問の方から來た醫學は遙かに遲れてゐる。實地の醫術はアイヌだつて知つてゐる。實地の醫は、少名彥神がちやんと御承知であられた。實地の方は何時でも完全で、何も進步の仕樣がない。が進步すると言へば、不完全であつたに違ひない。然らば今日も亦不完全である、然し生きてゐるものは永遠に生きてをり生くべき道はちやんと決つてをるのである。私は長いこと或雜誌の質疑應答を書かせられたことがある。

さうすると編輯の方で「先生のお答は千遍一律で、何の病氣でもあゝかうと、簡單である」といふ樣な批評をされたこともあるが、それが當り前なのである。それより外に道があるとすれば、それは今日の道で明日は變へねばならぬ道である。それだから〃老子〃といふ書物に、「道ノ道トスベキハ常ノ道ニアラズ、名ノ名トスベキハ常ノ名ニアラズ、無名ハ天地ノ始メ、有名ハ萬物ノ母ナリ」と言つたのはそれである。之が道なりと決つたら、今日の道であるかも知れないが、明日の道でない。之は今日の新發明、と言つても、明日のものでない。科學といふものは、死物を取扱ふ上では完全なものである。鐵がどれ位の圓さでどれ位の厚さで、どれ位の太さで、どれ位の長さで、そこへ火藥をやつて、それで大砲擊てばどれ位の距離まで屆く、といふことに間違はないであらう。所が生物といふものは、恐らくは科學で扱ひ得るものでなく、我々は神の原則に隨つて生きて行けばいゝ。それは小兒の健康でも婦人の健康でも、老人の健康でも、皆な之に含まれてゐて、唯だ之を信じて行ふといふことにあるのである。そこをよく考へてゐなければ往々にして、世間の誤謬に眩されて、知らず〳〵誤りに陷つて行つてしまふ。

此の間も、慶應大學の方が國民食として御馳走を作り名士大家の好評を得たといふことであるが、さう云ふ献立を拵へて、之が國民食なり、之が美味しいのである、之が榮養何カロリーで、蛋白何瓦入つてをつて其の價額は、といふと、普通一圓といふのである。一食一圓の御飯食べて、之が理想の御飯だ、と言つても、日本國民の中でそれを食べられる人は少ない。食はない者は健康が保たれぬと言はれたらどうなるだらうか。日本人は生きて行けないことになる。それは間違である。日本國の本當の完全榮養といふものは金も要らないし、時間も要らない、秤も要らぬ極めて簡單なものである。卽ち道近きにあり、人之を遠きに求む、事易きにあり、人之を難きに求むるのである。

（二）壽老ピタゴラス

ピタゴラスといふ人は、九十九歳まで生きた人で、健康であつた。小兒の時も健康であつた。此人が婦人であつたならば、澤山の子供を健康に育て、矢張九十九歳のお婆さんであつたかも知れない。その當時非常に美食が流行してゐて、人々は酒のお祭りなんかの時になると、氣狂の様になつて假裝行列をやり、酒を飮んで、女も男も踊り騷いでをつた。ピタゴラスはこれを歎いて肉食を戒め一日二食黑パンと蜂蜜と野菜を食物とした。最近の學者の說ではアメリカに於ても既に「榮養とは肉にあらず、榮養とは野菜、果物、牛乳なり」と言つてゐる。之はアメリカなるが故に牛乳が入つてをるので、日本では「榮養とは、野菜、果物、玄米と、麥、粟、稗、豆、小豆等の雜穀なり」といふことになる。ピタゴラスはとうの昔それを實行してゐた。さうして「身體と精神の健康は、第一に慾を制することにあるのだ」克己服禮と言つた。禮とは、正しく節度を守ることである。身體の健康は一寸でも忽せにしてはならぬ、心の修養と身體の健康を一歩忽せにすると、谷底へ落ちるといふのである。

當時は非常に運動が盛で、所謂競技、競走、オリンピックみたいなことが盛に行はれてゐた。

併し、飲食と運動との度合をよく知らねばならぬ。餘計食へばいゝといふものではない。運動も餘計しさへすればいゝといふものではない、度を外しちやあ駄目だ、「過度はかへつて不足より害大なり」と云ひ、之を年寄などはよく守らなければならぬ。何でも度を過さぬ様にすることが長壽の原則であると言つた。小兒、婦人、老人、長壽、皆こゝに行くのである。私は病は皆自分で作る。天には病無し、自然界には矛盾なしと說明したが、ピタゴラスも「人の身の病は、皆自ら招くわざなり、手近き所にあるよきことを知らぬのは氣の毒なり」と言つて憐れんでゐる。又ピタゴラスは「禍を免れるだけに、もの〻道理知りたるは少なし」と言つてゐる。之は「病を免かれるにもの〻道理を知りたるは少し」と言つても同じことで、禍を免かれるだけならば、何の難しいことがあるか、子供に病氣させぬ様にするは難しいことでない。婦人自らが健康になつて病氣しない様にするに何の難しいことがあるか。その道理を知らぬのは洵に氣の毒である。

學者でなければ榮養料理を拵へられないと思ふことが間違である。又「有害の飲食を遠ざけ、其の精神を淸くせよ」と云ふて居る。有害の飲食を遠ざければ、直ちに肉體によき影響が來る。肉體によき影響が來たら、精神は肉體の動きであるから其の精神は自ら淸くなる、心持よくなる、元氣よくなる、勇氣が增して來るのである。それには害のある食物さへとらなければよいのである。金も要らず時間もかゝらない簡單なことである。卽ち食の量を控へよ、肉食を避けよ、刺戟少なき物を選べよである。近頃の若い人などは、ライスカレーなどが好きださうだが、あれは肉も入つてをれば、バターも入つてをり、刺戟が多過ぎて有害である。

(三) フーヘランドの長壽論

次にドイツの實例で、フーヘランドといふ人は、世界各國語で飜譯されてゐる樣な、有名な長壽論を書いた。マクロビオテイックと云ふ書物で私もそれを一册持つてゐる。此の人は、大學の教授で、侍醫もした、開業醫もしてをつた。所謂大醫である。其の著書に「簡易にして淡白な食物は、健康及長壽に利あり」とある。子供も無病で、自分も長壽するのには、簡單淡白な食物を選べ、卽ち玄米、野菜でいゝといふ意味である。人もし天然の法則に從ふこと益々多ければ、益々長壽を得べしともある。天然の法則に從つたらよい。天は生成化育する。天は生かすのが能だからその天に從つてゐたらいゝ。さうすれば、死も汝を如何ともすることあたはず、といふことになる。

そこでフーヘランド教授はもつと具體的に言はなければ世人に解るまいと考へて「濃厚なる食物、多量の肉食は健康長壽に害あり」と書いてゐる。濃厚な食物を食べることを止め多量の肉食を止めるが宜しい。肉は一片も食べるなとは言はないが、少くとも「肉の多いことは御馳走だ、榮養物だ」といふことだけはやめたいといふのである。それから結論として「最大長壽者の實例は、少年時代より主として野菜を食し、未だ曾つて肉の味を知らざる者に見られる」と書いてある。田舍の山奥に育つて、ぢやがいも、果物、野菜を食べて成長し、肉食をしたことのない者が、最大長壽を全うしてゐる。之は理論上から言つても、今日の所謂サイエンスでも、おくればせながらそれに稍々近い所まで來てゐる。

（四）ゲーレンの二大法則

イタリーではゲーレンといふ人が、二つの原則を唱へて、長壽せんと欲すればこの原則を守れといつてゐる。「消化し得る分量以上食せず」己が容易に消化し得ると信ずる分量以上に食ふな、腹八分、腹七分にして置け、次に「適應なる物を選べ」といつてゐる。適應なる物といふのは、日本に有る食物は日本人に適してをり、エスキモーの食物はエスキモー人に適してゐる。春の物は春、夏の物は夏、幼兒には幼兒の適食あり、婦人には婦人の適食、老人には老人の適食と、食物にはそれ〴〵の適食がある、といふのである。平たく言へば、日本では玄米菜食が適してゐる。

ソクラテスも「なるべく簡單に、なるべく少く食せよ」と同じことを言つてをる。古聖賢は皆これと轍を同じくしてゐて先生のあとを弟子が、其の弟子のあとを、又其の弟子が、といふ風に同じ軌道を歩んでゐて決して別段新しい議論は出て來ないのである。

次にセネカといふ人は「人の死は畢境自殺なるかな」と言つて血の流れない自殺であると言つてゐる。

（五）正食、少食

外國人で「理論はどうか知らぬが、どうも信仰の厚い僧侶や、克己力の強い隱遁者などは長壽であるが、それは少食のお蔭である、常に天命を畏れて、自分に與へられた物でも、なるべく貧しき人に分けてやる。そして自分は僅か食べて濟ます、といふことが長壽の原因であらう」と言つてゐる人がある。私はそれにもう一つ加へて、生きた物を食べる、ことを主張する。自ら畠でも耕やして、出來た物を食べるといふ樣なことは洵に結構なことである。私の知つてゐる人で內務省にをつて社會事業をやつて居られた留岡幸助といふ先生がある。此の方は、東京の不良兒、感化院に入れられた樣な子供を連れて、北海道の奧へ入つて大きな地面を耕しながら住んでゐる。私は其處を訪れたことがある。さうすると大變喜んで「いやどうも環境が變ると人が變りますよ、此の子供等も世間から、所謂不良といはれて、仕方なしに扱はれた樣な者だが、此の環境に置いて百姓をさして、其の出來た物を食べさせて行くと、自ら良い子供になつて嘘をつかなくなり、盜みもしなくなる、洵に喜ばしい現象が現れて居ります」と言つてゐた。翌朝早く起きると、紙を並べて墨をすつて、私に何か書けといふ、卽席ぢや困ると言つたら、それぢやかういふ句を願ひますと示されるのが「力田シテ食ス、布衣モ亦尊シ」といふ句である、これは自ら鍬を取つて耕して食うて行けば、實に高尙なものだ。布の着物に繩帶で働いてゐても、何だか自分自ら尊くなつた樣な氣がする、といふのである、其の環境は洵に結構なものである。

環境の中には食物も入るが、餅菓子もなければ、お汁粉も饅頭もない、お酒もない、といふ狀態、卽ち肉も魚も無しといふ環境である、此の實例を見ても、精神の病と雖も自ら治る、といふことがわかる、其の留岡さんの殘された家庭學校の今の校長さんはちやんと玄米食にしてゐる。子供等も玄米食にしてから朝早く起きる様になり、よく働いて疲れなくなつたと知せて來た。これは食物さへ正せば東京にゐて、元の古い學校で、元の先生に養はれてをつても、不良少年が勤勉な子になつて喜んで働く様になると云ふ證據である。

病氣で寢てをるのが好きな人はない。皆なピン〳〵して働いて、よく働くねと言つて褒めて貰ひたいのである。所が體がいふことをきかなくなると、人が何と言はうが自分自ら何と鞭韃しようが動けない。だるくて休みたくなるから、怠け者と言はれても仕方ないことになる。環境の異る所は唯だ食物の點だけで、其他は太陽も空氣も水も同じことである。正しい食物の大切なことはいはれるまでもないことである。

(六) 養生法は徐々に

イタリーのベニスに、コルナロといふ人がゐた。此の人は貴族で金持で贅澤な生活をしてゐたところが年が四十になつてもう體が持ち切れなくなつた。其時に先程お話したイタリーのゲーレン説の二大法則を嚴重に守つた結果、健康になつて八十六歳で演説をして「私の病氣を知つた諸君は皆驚くであらう、私は四十歳まではかう〳〵いふ風に體が弱くて命も危い所まで行つたが、今は此の通り健康で快活に働ける樣になつた」といつてゐる。此の人は百歳位まで生きたのである。だから過去は問はない。これから生活を改善しても決して遲くはないのである。六十の人でも、八十の人でも宜しい。一年でも早くすればいゝには違ひないが、これからでも改めないよりは宜しい。

併し乍ら改善は徐々に、決して慌てゝはならぬ。玄米になり得ない人があつたら、半年掛つても玄米食に改める。又肉食をやめられないといふ人があつたら半年掛りでやめる樣にする。每日肉食べて、每日白い御飯食べてをつた人は月に一遍玄米食にして見る。そして翌月は二遍、一日と十五日に食べて其の次の月は四回食べる。其の次は八回、其の次は十六回で、一日おきに玄米を食べるといふ風にして行けば、六ケ月目にちやんと正しい食になる。もつと延ばして一年掛つたつて何のことはない。かくの如くして行つたら玄米食になり得ない人といふのは無い筈である。何も慌てる事はない。殊に老人は急に改めてはいかぬ。一口でも食べれば一口だけでいゝ、十口食べれば十口だけでいゝ、十日食べれば十日だけでいゝのだから慌てる必要はない。

（七）フレッツチヤーの咀嚼主義

フレッツチヤーはアメリカの一大富豪で四十まで獨立獨歩、實に活動的に働いて、一代で富をちやんと築き上げた。彼が四十になつた時體が肥つてしまつて右の物を左にするのも厭になつた。歩くのも厭になつた。そして胃腸が惡いから食物が不味い、あのコツクが下手だ、別のコツク雇へといふ譯で、態々フランスからコツクを雇つて見たが、どうしても食事が攝れない。頭が段々惡くなつて物忘れする。不眠症に罹る。レウマチスの様な老人病に侵される。醫者といふ醫者にはかゝり、藥といふ藥は飲んだが、見込がない。そこで之はコツクが惡いのでない自分の胃腸が惡い、といふことに氣が付いた。

胃腸を治したら料理も美味くなるだらうといふので、先づその爲には嚙むことから始めた。所謂咀嚼主義、一口の食物を食べるに、ドロ〳〵になつて、何時の間にか無くなつてしまふまで嚙んでなるべく呑まない様にして嚙んで居ると、自然となくなる、そこまでやつた。さうしてゐると段々瘦せて來て、家族は心配するが、自分は實に好い氣持で食物は美味い、有難い、といふ歡喜に滿ちて、咀嚼を實行した。次第に食の分量が減つて來るから瘦せては行くが、瘦せる程氣分が好くなつて、歩いても疲れなくなると、自轉車に乘つて見たら乘れるし、馬に乘つても乘れるといふ工合で、それから運動を始めてみると、若い時の運動は何でも出來る樣になつた。之は面白いといふので續けて行つたら一食しか食べられないからそれで宜しい、欲しくなるまで食べまいと、其のまゝ進んで行くと、肉も魚も嫌になつて、野菜が好きになつて來た。其の通り自分の欲する所に從つて行つたら、何でも出來る樣になつた。それから自然と二食になつて徐々に體重も增し十八貫位になつた。

そこで醫者を前にしてさんぐ〲けなして「君等有名な先生に診て貰つたけれども治らなかつた此のフレッチャーの病氣はかういふ事で治つた。醫者は何をぼんやりしてゐるか」と言つた。すると生理學のチッテンデンといふ醫學者は、フレッチャーを自分の教室へ引張つて行つて、其の體力を試して見たが、之まで醫學上立てた原則とはすつかり型破りのフレッチャーになつてゐた。初め教室へ引張つて行く時は、「なあに、あいつに俺の築き上げた學理に外れる樣な事が出來るものか、カロリーは三千五十五カロリー、食はなければ生きて行ける譯がない。」と思つてをつたが、たうとうチッテンデンは兜を脱いだ。「フレッチャーの方がずつと上だ」といふので榮養學の建直しをすることになつた。

（八）　ヒンドヘーデの菜食主義

ヒンドヘーデといふ人はデンマーク人であるが、デンマークはドイツの隣りで欧洲大戰の時に聯合軍に取り巻かれて、ドイツと同じ運命に立ち至つた。誰が何と考へたつて、食糧の自給自足など出來やしない。國民全體が飢餓に陷らなければならぬことになつた。肉を蛋白として百十八瓦も攝れとか、カロリー三千五十五カロリーも食つて行けとかいふ樣なことは思ひもよらぬ。一體此のヒンドヘーデといふ人は醫者をしてをつたが、田舍の人であつて牛乳と野菜を食つて育つた。牛乳はドイツ人、デンマーク人なるが故に飲む。其の話をすると、すぐ日本人が牛乳を飲まうといふがそれは違ふ。デンマークの牛乳といふのは日本人にとつては番茶位なものである。扨てヒンドヘーデは大學在校時代に榮養講座を聞くと、人體に必要なのは蛋白百十八瓦、脂肪は五十六瓦、含水炭素は五百瓦、カロリーは三千五十五、といふことだから、其の通り實行したら、もつと頭がよくなつて偉い人になれるかしら、と思つて急に大學の所謂榮養食を攝つて見たが、豈圖らんや一學期にして頭が惡くなり胃腸が惡くなり、體はだるくなつて、すつかり駄目になつてしまつた。

其の中暑中休暇が來たから故郷の田舍へ歸つて、牛乳と野菜とぢやがいもと苺位食つて生活した所又勢がついて九月から學校へ出て、今度は大いに自信を持つて先生の説に楯をついたものである。教授の講義に楯ついて三年の間を通し、大學卒業後いろ〳〵な論文を書いて出したが、どこの教授も受付けない。そんな說は今時通らないといふ。それで轗軻不遇の境にをつたのであるが、其の人をデンマーク政府は食糧局長に採用した。そこでヒンドヘーデは初めて時を得て、自分の主義に從つて食糧の配給をやつた。豚など殺してドイツに賣り、豚の食ふぢやがいもを人間が食ふことにした。之でデンマークは自給自足が出來て、大戰五年間を凌いだ。さうしてドイツに賣つた農作物から得た所の金で從來の國債を拂つて富國となつた。之はヒンドヘーデのお蔭である。それが歐洲戰爭後にえらく宣傳されて「デンマークは廢物食だ、いゝ所を皆なドイツに賣つて、それで隆々としてゐる」といふので、それから榮養の講座がすつかり旗色を變へる樣になつた。それでも未だ古い說を固持してゐる人が、日本などには澤山ゐる。昔のドイツ學說などを新しい事と思つて、それに輪をかけて進んで行きたい、といふ人があつて「矢張り肉食をしなければいかぬ、肉や魚は實は澤山欲しいけれども、仕方がないから、少し位は食はなくてはいかぬ」と言つてゐる。さういふことではまだ〳〵日本は遲れてゐると言はざるを得ない。

（九）　生きた物を食へ

ベブヒヤーペンナといふスイツツル人は、ローベルトマイエルといふ人の「エネルギー保存の爲めには、どうしても生《なま》物食はねばならぬ」といふ說を受繼いで之を主張してゐたところ一人の醫學生が實地に試みる機會を得た。といふのは當時大學の病院に胃腸病の婦人が來てゐるが藥を飮んで消化し易い物食べてゐても治らない。その患者に絕對生食をさしてみたところ、立派に胃腸が治つた。それ以來、そろ〳〵生食といふことが尊ばれたが、其時はまだ私が常に唱へてゐる「生きた食物」とまで行かないので、唯だ煮ない物、油でいためない物、生《な》まな物を食べよ、と言つた程度であつた。理論から言へば生まな物は生きた食物に近いけれども、まだ誰も生きた食物といふことは言つてゐない。が兎に角生食「大よそ生きとし生けるものは、皆其の力を太陽から仰いでゐる」之は間違ひない、我々もさう信じてゐる。「それから植物の種」お米も植物の種であるし、小豆も　胡麻も、とうもろこしも、麥も、皆植物の種子である。それから、無機物――之はカルシウム、次に分子の細胞組織――鑛物で言へば分子の集り

——かういふものが皆大切なものであつて、それを尊重しなければならない。

元來植物は水だとか、空氣だとか、無機物だとかを集めて太陽の光線を借りて、それらを有機物にして細胞組織、臓器を拵へてゐる。その臓器の集りが動物及人間になるのであるから動物及人間が精力を保存して行くのには、植物が無ければ出來ない。動物には其の力は無い。動物は元素を食べ、無機物を食して、太陽の光線に當つて、細胞を拵へて、組織を拵へる樣な力は無い。唯だ植物だけがさういふ尊い働きを持つてゐる。其の植物のエネルギー、精力をば、動物及人間が取つて、それを我が生きる力、エネルギーとして用ひれば、子供は丈夫になり、婦人も年寄も、丈夫になつて長壽する。つまりエネルギーの榮養を攝らねばならぬ、といふのは正しい説である。さういふ説が段々廣まる樣になつて來たのは喜ばしいことである。

もう一つ「生命ある物を食はねばならぬ」といふ所まで進めば完全である。物の循環、力の循環だけではいかぬ。命の循環まで、もう一歩進んで初めて完全なものになる。然しかういふ説は未だ外國にも何處にも出來てゐない。

（十）過食、暴食の害

ドクトルフーカーといふ人は信仰の方から說を立てた不老長壽の研究家であるが、過食暴食の弊を說き、年齡と共に食物を減じた方が宜しいと唱へてゐる。年老つたらその人の腹八分で行けば先づ大過がない。それから食は單純なる物を選べ、美食は惡い、美食は誘惑食である。人の舌に美味く感ぜしめる。本當の美味は宜しいが、誘惑の美味、砂糖の美味、肉、油などの美味、酒の美味は皆いけない。それと一日二食で澤山だ、三度食ふのは餘計だ、病人に物を多く食べさせるのは間違である。それを食はねば死ぬと言つて、肺病にでもなると何でも食べるだけ食べさせる。病人と云ふのは食慾が減ずるに決つて居る。減じたら食はさなければいゝのである。病氣は大抵斷食療法で治る。私は斷食療法をいゝと考へてをる一人である。水は百藥の長である。「水さへ飮んで居れば大抵の病氣は治る」とフーカーはちやんと書いてゐる。お醫者でないからかういふ勇敢な說が立てられるので醫者であつたら「カロリーをどうするか？人は食はずに生きてゐられるものぢやない。脂肪をどうする？　蛋白をどうする？　含水炭素をどうする？　と」突込んで來る。病氣の原因は餘計な食物から來てゐるのであるから、その食物を遠ざけて斷食すれば治るに決つてゐる。但し變化は徐々たるべしであまり突發的にやつてはいけない。

徳川家康などは何でもよく行渡つた人で、養生の道にも行届いてをつた。曲直瀬道三といふ人を侍醫にしてゐたが、此の人は却々人格者で、家康は其說に從つて、常に粗食少食で、玄米食で、よく眞の養生法を守つた。伊勢貞丈といふ學者も其說をよく守つた。曲直瀬道三は美食を戒め、精進をすゝめてゐる。四足はいけない、お精進がいゝのだ、といふので菜食をすゝめてゐる。それから、大內義隆といふ人は「美味は壽命の毒なり」と言つて食べなかつた。又澤庵和尙はかういふことをいつてゐる。「副物なくて物の食はれぬといふは皆人の僻事なり。副物無くて飯の食はれぬといふは飢の來らざるなり、飢來らざれは一生食はずともすむべし」と。頗る簡單なもののである。飢ゑて食ひ、渴して飮み、疲れて眠れば寢食共に易し、といつた樣なものである。尾張宗春の如きは「氣は長く勤めは堅く色薄く、食は細くし、心廣かれ」といふ歌を作つてゐる。私は又白隱禪師の書幅を、遠藤博士から貰つて秘藏してゐるが、同博士は結核療養の大家で、御自分は玄米食で、結核患者にも玄米食をやつてをられる。あまり深い交際もなかつたが、一回會つたゞけでちやんと信じ合ふ事が出來て「私は白隱禪師の鄉里に近い處にをつて此の幅を持つて居るから、之を上げます。貴方に適つて居るから……」と言はれたので頂戴したが、それには「長生は宵寢朝起綺麗好き、食を控へて色を控へよ」卽ち食べることを控へて、色事から遠ざかれと書いてある。それから貝原益軒は何といつたか「養生の要訣は少の一字にあり」といつてをる。少いといふ一字を守れば長生出來るのだ、それには先づ「食を少くし、飲物を少くし」は素よりお酒の事です「五味の偏を少くし」ライスカレーなどよくないといふことになる。「悲しみを少くし思ふことを少くし、寢ることを少くせよ」と書いてある。人はよくいふ、「すべては解るけれども、寢る事を少くせよ、といふのはどう云ふ譯か」と、質問されるが、それはかういふ意味である。寢ることの少く出來るのは、食を少くするから出來るのである。食を多くして寢る事を少くすることは出來ない、そこをいふのである。

又、聖德太子は憲法の中に、「饕ヲ絕チ、慾ヲ捨テヨ」已に克つて粗食に安ぜよ、といつてをられる。それから湯川玄洋《ゆがはげんよう》といふ人は大阪の醫學博士で、百歲以上の長壽者を調べてをる。其の中の百七人は純菜食であつて、肉や魚を攝る者は僅かに五人です。殘り百十二人は一週間に二度位肉や魚を食べるに過ぎなかつたといふことである。兎に角菜食者に長壽者が多いといふことである。

（十一）活力耐力

ものに耐へる忍耐の力について、之は外國の例であるが自轉車乘の一隊がはじめ肉食をしてをつたのが菜食に變つてから、非常に遠乘りが出來る樣になつた。日本の里數に換算して、六十里や七十里の遠乘りをしても一向疲れない。之はパンと果實しか食べない樣になつてから、肉など自由に食べてをつた時よりは三倍も忍耐力が出來たといふことである。

次にアメリカでは十年間に亘つて減食の實驗をしてゐる。勞働者、醫者、辯護士など、身體を使ふ人と、頭を使ふ人と混ぜて千五百人を選拔して、從來より著しく食糧を減じたに拘らず、榮養は常に充分であつたことが證明されてをる。減食の初めは少し瘦せたが、なれて來ると、復舊して、豫想外の健康を保つ樣になつた。戰爭の時などに減食しても構はぬ、といふことをちやんと實驗してゐるのである。

ドイツはとくに試驗濟みである。歐洲大戰の時に、三千五十五カロリーが千四百カロリー以下になる位まで、殆ど三分の一までになつたが、食糧が減じたからといつて人が働けなくなるものではない。唯だヴイタミンの樣なものが大切だ、といふ結論を得たのである。其のヴイタミンは、生まの野菜にあるのだ、といつてをるが、もう一步進んで生きた野菜といひたい。次は今度は頭腦の耐へる力について、エヂソンなどは九晝夜も不眠不休で働いた人で、門人六人も若いに拘らず皆なエヂソンと同樣の生活をしてをつた。研究の忙しい時には、食量は非常に少い。パンと野菜と果實と、たまに小魚も鰯の油漬といつた樣な物を一寸パンにつけて食べる程度。肉など食ふても僅か一吋立方位しか食はなかつた。かつて後藤新平伯が、エヂソンを訪ねた時に、エヂソンにお世辭をいつた「貴方は第二の造物主で何でも拵へて下さいますね」エヂソンは「それは敢て當らない。もし褒めてくれるならば忍耐强き勞働者といつて貰ひたい」と答へた。忍耐を自慢する位自信があるのである。又星一君がエヂソンに會つて「貴方はどうしてそんなに發明が出來ますか？」といつたら、「考へれば誰だつて出來る」と答へたので、更に「貴方は考へる時間をどうして生み出しますか？」といつたら、「寢なければ八時間あるぢやないか」「どうして寢ぬ事が出來ますか？」「それは食物を少くすれば出來る」

エヂソンの發明は簡單に食物が少いことから來たといふ結論になる譯であるから、頭腦を使ふ人の耐力も、食ふことによりてカロリーを多くし、蛋白を多くして得られるのでなくして、それとは逆である。つまり今日の科學の教へる方向と反對である。まだ〳〵今日の醫學は不完全なりといはなければならない。

（十二）圓滿なる生活

ドクトル・フイーヨーといふ人の「健康と圓滿なる生活」といふ本がある。或る時私の年長の友人河村といふ人が「フイヨーの學說は二木の說とよく似てゐるから之を飜譯して友人に配らう」といふので書いた「健康と圓滿なる生活」の中に「世界人の大多數は野菜と果物と穀類で生活をしてをるが、それは決して肉食の國の人に劣らない」といつてゐる。さうして又「併し、菜食、肉食と言はんよりは、寧ろ分量が大切である。肉食國で肉食してをつても、百歲以上の長壽者は、若い時から皆少食でなかつた者はない」と結論してゐる。

米子の警察で、長壽者調べをした處によると八十歲以上の人が七百七十五人で、其の中、女は六十五%、男は三十五%であつた。女の方が多かつたのはどうかといへば、女の人は乏しい時には食うた振りをして食はずにをる。そして男の人にだけ充分食べさして、乏しさに甘んずるのは女の人柄。それで却つて長壽してゐる。之は宗敎的に言へば因果應報で、人に善根を施してゐるからともいへよう。そして麥飯の人と米飯の人とを較べて見ると麥飯の人は七十四%、米飯の人は二十六%で、（白米であるから）ずつと劣つてゐる。それから純菜食の人は五十八％、野菜と魚とを食べたといふ人が二十九％しかなかつた。あとは比較的に魚を食べたといふ人達であつた。そこは田舎で肉食者はなかつた。

次に大食したと云ふ者はたつた二十七人であつた。それは八十になるまで「俺は丈夫だ養生などするものか、此の通り好きな物をたらふく食べて、それでも生きてゐる」といふ様な仲間で、あとは皆少食又は適量であつた。又肥つて長生した人は十八％、あとは皆痩せ型或は中肉であつた。肥り過ぎる程餘計食べては悪いといふことが明かである。それから上流階級で長生した者は、七百七十五人中たつた六十人で、九十二％まで中流以下の生活をしてゐる人々であつた。

（十三）　肉食者は早く疲れる

米國のフツトボールの花形、フロステーピーターといふ男は、決して肉食をしない。彼は常に菜食で、白パンと菓子と砂糖は食はず、其の爲に肉食の選手よりは常に優秀であつた。拳闘家のパートソングネルソンといふ人が或る時に試合に負けた。其の時述懐していふには「ビーフステーキを食べすぎたので、何時もより早く疲れが來た」と。さういふ譯で忍耐の力と體力を養つて、病に克つて行くのには、どうすればよいかといふことは明かになつてゐる。

それから孔子は、粗衣粗食を尊んで多く食はずと書いてゐる。「肉多シト雖モ食ノ氣ニ勝タシメズ」と論語にある。支那では神祭に肉を用ひて、日本でいへば直會といふ時に分けて持つて歸つて頂くのであつて、支那は肉食の國であるが、食べたい放題には決して食べない。「多ク食ハズ」と言つてゐる。

お釋迦様は素より食物を愼んだ。「一切ノ疾病ハ宿食ヲ本トス」といつた。宿食といふのは食ひ過ぎてお腹に食物が殘つてをる狀態をいふ。之は涅槃經に書いてある。

（十四）　玄米菜食は理想

ベルギーのブラッセルの大學で菜食主義の學生と肉食主義の學生とが忍耐力試驗をした。その結果、菜食者は常に肉食者よりも忍耐力は五十三％大なりしことを發見してゐる。忍耐力試驗は、例へば手をあげて何時間そのまゝでをられるかといふ風な實驗をいろ〳〵させるのである。又、エール中學で五ケ月に亘つて實驗した。寄宿舎の學生を使つて肉の分量を大いに減じたのである。アメリカは肉食の國であるがこの實驗では甚だしい時には普通の肉量の六分の一に減じてゐる。其の外は野菜で補つた。その結果は、學生の忍耐力は九十%增し殆ど倍の忍耐力を持つ様になつた。

農民や宗教家は、外國と雖も菜食である。其の人等には、貧血、糖尿病、腎臓病等が無いといふのである。又癌、痛風、レウマチの様な病氣が少いといふことである。私は「養正」といふ雜誌に、「癌を少くするのには、玄米菜食で程よくやれば治る」と書いたことがある、大阪の木下博士が、玄米の糠の中に人工癌を豫防する成分があるといふことを發表してゐる。二十日鼠に人工癌が出來る、それに注射して百發百中豫防出來る働きは、玄米の持つてゐる糠の中にある。其の成分は科學的に言へば、ビーターシトステロールといふものであるといつてゐる。併し之が必ずしも糠の中にばかりあると限つたことではない。生野菜の中にもあり、果物にもある。もし果物や野菜にそれが無いといふことになると何にもビーターシトステロールだけが癌の豫防藥ではないので、癌の豫防素は野菜、果物の中に廣く植物體に分布してゐると私はいひたいのである。

（十五）外國人の見たる日本

ドイツのケンペルといふ人が、元祿の初年に蘭醫の先生として我國へ來た。二ケ年間滯在した日本紀行中に『日本人は勤勉で、又よく艱難に耐へて居る。さうして報酬などは少きを以て足れりとし、報酬を貰はなければ仕事しない、なんといふことをいはない。賤しき者は簡單な諸々の根の類、海藻類、諸々の草で生を養うてゐる。又帽子をかぶらず跣で歩いてゐる。常に水を以て飲とす。肌着を着ることなく、頭を置くに柔い羽根蒲團を枕にせず、唯だ板の間にゴロツトと寢たり、或は長い丸太を枕にして、ゴロ〳〵と寢て終夜よく眠ることもなく、有らゆる困難に耐へてゐる』と書いてある。詢にその通りで、之卽ち玄米食のおかげである。白米食は元祿、享保以後である。此の外外國人の見たる日本人といふことに就ては、今より約四百年前に宣教師として日本に來た人が「日本西教史」といふ本の中に、とても日本人を褒めてゐる。「日本人は體が長大」とあるから背も高く、胸巾腰巾も廣かつた。「日本人は身體長大、强健快活にして、死に臨んでは如何にも從容として而も禮儀正しく、父母を尊敬し、名譽を重んじ、義に勇み」といふ工合で、自分の名を辱しめ、祖先の名を辱める樣なことはしない。總てを實踐躬行する「寒暑に耐へ勤務に倦まず、不正を好まず」、それから色々な言葉があるが簡略にしていへば「牛馬羊豚を食せず、それは我國の馬肉を憎むが如し」と書いてある。オランダの國だから、牛羊豚は食ふけれども馬肉は食はない、それと同じに日本人は決して牛馬羊豚を食べない。そして「蓆の上に、着たまゝで體を横へて寢る、よく艱難に耐へ、世界無比の健康理想人だ」と書いてある。之が玄米食をした時代の日本人である。魚を食つたのは海岸の人だけで、肉食し始めたのは明治の初年からである。

（十六）千葉縣の長壽者調べ

或る人が今回日本一の長壽村といはれる、千葉縣安房郡の西崎村を調査して「八十歳以上で、元氣で働いてゐる人々は少くないのですが、其の生活ぶりを聞きますと、偶然に先生の申される所と合してをります」といひ、共通點をきくと「少食なること、便通のよきこと、多く菜食なること、果物を好むこと、仕事好きなること」即ち疲れを知らぬから、働けば働く程世の爲め人の爲めになつて、自ら樂しいのである。それから魚を好む者が多いとのことであるが、それは漁村のことであるから、生きた魚が食べられるからであつて、漁村の魚好きは自然のことであつて宜しい譯である。

（十七）ヴイタミンAの問題

渡邊省吾といふ人の著述に「歐洲大戰以來總ての榮養家はすつかり一變したと、コロンビヤ大學のH・C・シエルマンといふ教授は結論してゐる」と、何處までが著述者、渡邊氏の說で、何處までがシエルマンの說か、ハツキリしてゐないが、兎に角此の人は、「肉食か菜食か？」といふことを論じて、大體私の考へてゐることによく似てゐる。「蛋白質なんといふものは、もう榮養問題から取除いたらよからう」と、シエルマンも論じてゐる。實際、蛋白質なんといふものは、最早や問題でない。然るに吾國では今日、それが大きな問題として扱はれ、どうか地方人に、もう少し蛋白をやつたらどうだ、と說くのである。まだ〳〵蛋白に執着があるのである。どんなものにもヴイタミンと無機物はある。無機物の中には、アルカリが入つてゐるから、私はアルカリ、無機物、ヴイタミンと三つに分けて唱へてゐる。渡邊氏の說はヴイタミンと無機物を目標にして食物を選べといふので「蛋白など問題でない。蛋白缺乏で苦しんでゐる人はないのだ」といつてゐる。又同氏はヴイタミンAといふものを主に說き、ヴイタミンはAだけでも缺乏すると、大變な害があるといふことをいつてゐる。之が面白いのである。ヴイタミンAといふのは、一體何に含まれてゐるか、といふと、野菜の青い色の所と、黄色な所に含まれてゐる。殊に黄色な色は、あれはカロチンといふ色素で、ヴイタミンAによく似てゐる。あれからヴイタミンAを結晶體で取出すことが出來る位似てゐる。あの黄色素と云ふものは、黄綠素と同じである。青い大根葉は黄色な大根葉に變る。青米が玄米になると、黄鶯色の玄米色となるのである。だから玄米にもカロチンが入つてゐるし、色のあかくなつた大根葉にもカロチンが入つてゐるので、卵の黄味にはヴイタミンAが多いが、あれは鷄が青い草を食べたその葉の色が卵の黄色になるので、卵の黄味にあるヴイタミンもお葉から入つたものである。

バターは、矢張り牛が草を食つたお蔭で黄色になる。人造バターには黄色はないので、あれは黄色の色をつけてあるのである。人造バターと白米とを白鼠に食はせると、前に述べた人工癌が出來る。だから今はバターをうつかり食べられない。併しバター嘗めた位で癌が出來るといふ譯でもない。又鱈の油の中にあるヴイタミンAは、海藻類及海藻類を食つた所の小魚を鱈が食ふから鱈の肝臟にヴイタミンAが溜るのである。人體內の臟器といふものは皮膚の延長で、シエルマンも亦「此のヴイタミンAが何に働くかといふと、表皮の系統の臟器及組織に完全な發育を與へて、完全な機能を營ましめる」と云ふてゐるのである。

「ヴイタミンAが缺乏すると、大凡九十種の病氣が起る」といつてゐる。卽ち日本の所謂四百四病はヴイタミンAの缺乏から起るといふ意味で、この說は正しい。元來身體の中で表皮組織で出來てゐる部分は何かといふと、第一皮膚及其の附屬機關、卽ち毛髮、爪、それから汗や脂を出す腺、お乳を出す腺などである。お乳も皮膚の附屬機關であるからヴイタミンAの豐富な野菜や玄米を食べると、お乳がよく出る樣になる。又皮膚が割れるといふことはなく、色澤が出て來る。それから鼻腔、口腔、副鼻腔、咽頭、扁桃腺、氣管及氣管支、肺臟、肺胞（肺臟は肺胞から成つて居る）齒の琺瑯質、唾液腺など、皆皮膚の附屬機關である。玄米食の人は何時間お話をしてゐても、水一滴飮む必要はない。必要な唾液はずうつと出て來る。

それから食道の粘膜――食道といふのは筋肉から出來てゐて、其の粘膜全體が皮膚の系統である。胃及胃の中にあるいろ〳〵の胃液を分泌する腺、腸及附屬機關、肝臟、膵臟、腎臟及腎盂、輸尿管、膀胱、尿道、それから體內のあらゆる內分泌腺（人間が生きるのに最も必要なのは內分泌である）神經組織の腦脊髓、末梢神經、それから生殖器では睪丸、副睪丸、輸精管、精囊、卵巢、輸卵管、子宮など、何れも皆な皮膚系統である。つまり人間のあらゆる臟器が凡て皮膚系統であつて、此の系統に入らぬものは、心臟、筋肉、骨、それから內膜と稱へるもの、即ち腹膜、胸膜だけです。子宮内膜などは無論皮膚系統である。之等殆ど總ての臓器はヴイタミンAの力によつてよく發育しよく働く。そこで私は色盲も遺傳にあらずと見る。それは胎兒は母の胎內に十ケ月ゐる間に五ケ月目から眼の發達が現はれる。其の時母の胎內にヴイタミンAが缺乏してゐると色盲など起る、それは色を識別する細胞の發達が衰へるからである。だから色盲の人が結婚しても心配はない。唯だ玄米食すれば、子供は色盲にならない。それは皆ヴイタミンAの缺乏で皮膚の病が起つて來るので、抵抗力が衰へて黴菌を防禦する所の組織機能が衰へると、皮膚粘膜を通してズン〳〵黴菌が體內に入つて來て傳染病とか敗血病とか、いろ〳〵な病氣が亦殖えて來る。結核も其の通り、肋膜炎も其の通り、癌の出來るのも同じ道理である。

（十八）ヴイタミンAは植物にある

すべて動物のヴイタミンAは植物から之を得てゐるので、動物體にはヴイタミンは出來ない。だから植物の元を仕入れたならば我々にヴイタミンの缺乏がなくなる。牛乳製品及鷄卵のヴイタミンAは動物の飼料中の新鮮な靑い植物から來てゐる。更にシエルマンは「結局あらゆるヴイタミンに就いても同じことがいへる。今はヴイタミンAだけいつてゐるが、BもCもDもEもFもGも皆なかういふ關係であるから實に複雜であるけれど、要するに之は精製しない穀類を目標にせよ」と書いてある。卽ち玄米及全麥、それと果實、野菜でいゝのである。シエルマンは又「文化人は主として動物の肉類を食べてゐるが之は間違ひだ。之等に假にヴイタミンAの本家がいくらかでもあるとすれば、それは第二次の本家であつて、第一次の本家は草である。人間が健康を維持し氣力を保つ爲には、食物の大部分卽ち食物の七十五%乃至八十%まで、果物、野菜及牛乳に仰げ」と書いてある。但し此の牛乳は要らぬことである。日本ならば、「果實、野菜及玄米に仰げ、麥、豆、小豆に仰げ」といふことになる。それからシエルマンは「肉は食べずとも必要な榮養素は植物から洩れなくとれる」と書いてをる。かういふ工合に、外國でも非常に菜食主義の學者が出て來てゐるにも拘らず、我國では植物蛋白は八十%、動物蛋白は二十%食はねばならぬといふ人があるのは嘆はしい。最後にシエルマンは肉の害を極端に說いてゐる。曰く「筋肉食は單に腎臟炎を起すばかりでなく動脈硬化を起す」と。卽ち高血壓の原因となるのだと云ふのである。

それから又筋肉食は「化學的物質を體內に補給するばかりでなく、之を通じて間接に心臟の頽廢的疾患を起して早く死なねばならぬことになるのだ。ヴイタミンAとDとを得んが爲めに、筋肉や肝臟の如き動物の內臟を食物とするならば、之は脈管硬化症の如き、一層惡性の病氣を起すことになる」と書いてある。之には私は大賛成である。ヴイタミンのAとDとを得んが爲めに、牛の肝臟を食べよなどいつて肝臟療法といふのが盛に行はれてゐるが、之は却つて害をする。鷄の膽だの鰻だのといふものは惡い成分を人間に供給するばかりでなく、一層惡性の病氣を起すことになる。之にはプリン體と云ふものを含んでゐるので、それが人間の體の中に入ると、直ちに尿酸に變る。尿酸は血管系統や神經を害する毒物である。肝油を飮むさへよくないことでヴイタミンADを攝るには玄米野菜で澤山である。忍耐力試驗によると菜食者の方はドン〳〵勝つて行く。肉食側は、三十分間手を横に伸してゐることの出來る者は一名も無かつた。菜食側からは三十二名の中十五名が三十分ちやんとやつてゐることが出來た。九名が一時間、四名が二時間、一名は三時間を突破した。といふ、かう云ふ忍耐力を強くして、生命力を強くし、長生きをして無病で行かうとするには、菜食玄米に限ることはかくの如く明白に證明されてゐる。之れが全篇中の體質改良であるのである。

第二十章　無駄のない正しい生活の仕方

（一）呼吸について

健康上最も大切なものは呼吸である。

先づ呼吸には肺尖呼吸といつて、肩で息を切るのがある。これは虚弱な人や婦人の多くがやつてゐる最もよくない呼吸である。即ちこの呼吸は肺尖だけを使ひ過ぎて肺全體を平等に使はないからよくないのである。

次に胸式呼吸といふのは、胸で息をする方法で、息を吸ふと胸が擴がつて腹が低くなる樣な呼吸の仕方である。これは今日一般の人がやつてゐる呼吸であるが、この方法は肺を横に擴げて長さを短くするため擴の廣がりが平等でないから完全な呼吸とはいへない。

最後に胸腹式呼吸といふのは、胸と腹と一緒に出て、一緒に引込んで行く呼吸の仕方である。

これが一番生理的なよい呼吸である。卽ちこの呼吸は肺の呼吸面を平等に萬遍なく廣くするため肺全體が自由に呼吸するからよいのである。

(二) 腹式呼吸の方法

腹式呼吸の方法として平田篤胤先生は人間は日に一度は必ず寢るから、眠りに就く前に、足を強く踏み伸ばし、下腹に力を入れて息を數へながら、胸から上を虛にし、腹から下を實にすると云ふ心持でやれといはれてゐる。

我々の最も適當な方法は實用的にやることで、各自の職業に適する樣な方法でやればよろしいのである。卽ち坐つてやる時には男子は兩膝を狹めないで開いて坐り、足の拇指を少し重ねて、其の上に體を安置し、腕は肩から下げて膝の上に置き、肩は少しく後に引いて胸を充分開く樣にする。次に體を少し動かし、自然に落着くところへ身體を落着ける。それから腹を前に出して呼吸を始める。息を吸ふ時は腹の膨れるやうに少し腹が固くなる樣に息を吸ひ、餘りいきまない樣に少し堪へて精神を落着けてから靜かに出す。出す時は胸の方から先きに空氣を出す。次に上腹にある空氣が胸を通つて外へ出て下腹には少し殘るやうに出す。吸ふ時にも吐く時にも注意して下腹に少し力を入れ、長く徐々に出すことが肝要である。

又呼吸は鼻でするのがよい。何故かといふと鼻の腔は道が細くて深いから、空氣が通つて肺に入る迄に溫められて、冷たい空氣を呼吸しても肺を痛めることがない。

この呼吸は極端までやらないで八分入れて八分出すことを數回繰返して餘り疲れない前に止める様にするとよろしい。

止めた時には固くした腹を頽さない様に立つて用をなし、固さを失はないことに努めなければならない。

次に立つて呼吸する時は姿勢を正しくするために例へば柱によつて立つて、頭から脊から足まで眞直に柱について離れないやうにする。その場合襟首と腰とが指二本位柱から離れるやうにする。

このやうに姿勢を正しくしておいて前述の如く腹を動かして呼吸するのである。この要領で歩きながらでも寢ながらでも腹式呼吸は出來るのである。

これを始めた最初の中は屹度腹の邊が痛くなるが、これは丁度初めて長旅をした時足や股の邊が痛いのと同じことで構はず續けてやれば一週間も經つと痛まなくなるものである。

人間は氣短く卽坐に利くことを望む傾向があるけれども、この呼吸法は一生の仕事として四六時中忘れることなく心懸けて續けて行かなければならない。

効果の現はれた徵候は腹が強くなり病にかゝらなくなることである。又如何なる逆境、如何なる刺戟に對しても抵抗力が強くなる。

(三) 動の呼吸、靜の呼吸

呼吸に二種類あつて、動の呼吸といふのは前述の如く盛んに腹を動かす法で、靜の呼吸とは腹に力を張りつゝ漸次に呼吸を微かに長く細くして、他から見ると無呼吸の如く見えるやうにして置くことである。

この呼吸は先づ腹に力を入れる。腹に力を入れても息をせずにはをられないから息は腹に力を入れて鼻孔から自然に空氣を出入させる。數も定めず自然に任して靜の狀態に適するやうにしてみる。その中に息が何時出るか何時入るか分らないやうになる。この時は神妙不可思議な感じになる。

たとへば明鏡の如く、止水の如く或は又張切つた弓から將に矢を放たんとする瞬間の如き靜けさである。これが腹式呼吸の極意であつて、これでなければならないのである。

そこまで行くには最初は盛んに腹を動かして血行をよくしなければならない。修行し熟練すれば餘り動かかぬでもよい。それは丁度擊劍で初步の時は打合ばかりやるが上達して來ると試合をしても鬪はずして敵を制してしまふのと同じことである。

次に腹の力はいくらでも強くなる。又強い程よいのである、終には腹が板の樣やうに固くなる。息を吸ふ時でも出す時でも腹は始終固い。そして、終日讀み、終日書き、終日話しても倦むことのない狀態に達するものである。

（四）健康と玄米菜食

呼吸に次いで健康上最も大切なものは食物であるから、正しい食物を適當量攝り、心を落着けて、よく咀嚼して食することが大切なことである。

正しい食物とは完全食のことであつて、完全食はそれだけ食すれば人體に必要な總ての養分を含有し、而もそれらの養分を夫々適當な割合に於て含有し、他に補助食を必要としないもので、尙且不必要なもの、有害なるものを一つも含まない食物のことである。

吾々日本人は徳川の元祿、享保の頃から二百五十年間誤つて白米食を攝つてゐるが、三千年の昔から玄米食で健康長壽で生きて來た國民である。

玄米から色々の重要成分を取去つたものが白米であつて、白米は人體に必要缺くべからざる幾多の成分を失つたものである。

玄米は生活力を持つた生きた食物であるが、白米は搗いた瞬間に生活力を失ひ、死滅し、變質し、腐敗に向つてゐるのである。

玄米こそは吾々日本人にとつて最も完全にして正しい食物である。

玄米食をしてをれば自然によく咀む樣になり、かめば咀む程うまくなり、副食物は淡白なものを嗜むやうになつて、自然と菜食になる。

（五）　玄米食の炊き方

いくら玄米がよいからといつても不味くては仕樣がない。不味いも、美味しいも炊き方一つであるから之を美味しく炊くのは人の努めである。

そこで美味しく炊くにはどうしたらよいか。それには先づ御飯は神佛に捧げて親に上げるものであるから少しでも美味しく炊いて差上げようといふ熱情で一生懸命になつて誠心を以て火と鍋の前に坐ることである。

道具は普通の鍋釜に普通の蓋でよろしい。火力も何んでもよい。炊く前に一夜水に漬けておいてもよく又洗つてすぐ炊いてもよい。水積りは米の乾燥度によつて違ふが、大體玄米一升に對し水一升七合位で一度試めし炊きをして次から加減すれば本極りに極まるものである。

火加減は煮立ち始める迄は比較的に火力を強くし　煮立つたらば火を弱くするか、消して數十分か又は數時間そのまゝにしておく。その中に米が膨脹して水は釜の底に殘る程度になるからその時火を幾分強くして、殘つてゐる水分を皆出してしまふ樣にすると釜の底で僅にピリピリ音がし始める、そこで火を消しなほ暫く其のまゝ蒸せばフックラとした玄米飯が出來上るのである。

この炊き方は極めて簡單で丁度豆や小豆を煮るつもりで、氣長く軟かくなる迄煮ればよいのである。出來上りの狀態は普通の御飯と同じ調子に出來ればよいので釜の底に水分が殘らない樣に脫水を充分にすることが肝要である。

又玄米飯は硬くて不味いといふ人があるが、それは火力が強過ぎて水が早く蒸發したゝめ米が充分膨脹することが出來なかつたからであるから火加減に注意することが大切なことである。

世間ではよく玄米は壓力釜で炊かなければならないものと思つてゐるが、これは間違ひであつて、却つて普通の釜の方がよろしいのである。といふのは壓力釜で炊くとねばりこくて常食としては飽きが來て不適當である。

(六) 玄米食の食べ方、奬め方

先づ一箸の玄米飯を口に入れて、よく咀み玄米本來の味をよく咀みしめて味つてみる。それから副食物に箸をつける樣にする。最初は副食物は何でもよろしい。その中段々と肉や魚が欲しくなくなつて野菜の淡白な味を嗜むやうになる。

最初は玄米に赤豆《あづき》を入れて炊き之に胡麻鹽をかけて月に一、二度位家族全體で試食してみる。翌月は四回位玄米食にしてみる。さうして段々玄米食の回數を殖して行つて六ケ月目位に全部玄米食にする樣にすれば家族中に反對者があつても玄米食を實施することが出來る。

（七） 玄米の配給方法

一家族全部が玄米食の場合は一般米穀配給所にその旨請求すれば玄米が配給されることになつてゐる。

この場合外米の混入率は白米と同様である。

（八） 野菜の二分間煮と食べ方

野菜の持つ榮養分を少しも損失することなく、殺菌殺蟲も完全に行はれその野菜特有の香味をも生かすのには「二分間煮」が一番よい。

二分間煮といふのは沸騰二分間といふことで、煮え始めて、湯氣が盛に蓋の周圍から出始めてから二分間して下ろし蓋のまゝ五分―十分間置いて食することである。

水が多過ぎると煮え立つのに時間がかゝり又野菜の味が薄くなるから、水は少い方がよい。水を多く含んでをる野菜、例へば葉菜類は水洗ひして充分に水を切つたものを鍋に入れ別に水を加へないで火にかける。牛蒡、人參、大根、芋類もコゲつかない程度極めて少量の水を入れるに過ぎない。

火加減は強過ぎると下が焼けて中の方が煮ないから強過ぎない方がよい。

又數種の野菜をよく洗ひ皮のまゝで昆布の敷いてある水氣のない鍋に入れ、水氣の出さうなもの、例へば玉葱、大根などを鍋の底の方に入れ、切れ目と切れ目がピッタリ重り合はぬ様に即ち蒸氣の通る隙間をつくる氣持で切つた材料を入れお葉類は一番上にのせる水分の少い野菜や多量の野菜を煮る時は幾分の水をその上からかけ、蓋をして強過ぎない火にかけ、湯氣が強く蓋の隙間から出る様になつたらば時計を見て正確に二分間だけ煮て、直ぐ火から下すなり火を消すなりして五分―十分蓋したまゝにして置けばよい。これで軟かく出來上るのである。

この場合鍋の底に水が残らず、しかもこげつかないのが理想で、水が殘るやうでは味が薄くなる。又煮る時間もこれ以上長くするとヴィタミン其の他榮養に損失を來し、不味くなる。特におひたしは、なるべく水を少くして、二分間煮て火から下ろし、蓋を取つて、さまさなければ、色も味も惡くなる。

次に野菜の皮類は集めて、相當量の水を入れてスープを作ると何にでも利用することが出來野菜の持つ重要成分が全部その中に溶解されてゐるので滋養になる。このスープを沸騰さしておいて、ダシ昆布を一、二分間入れて引きあげたものは何ともいへぬ風味のよい高尚な味のするものである。

これらの野菜料理は甘くしたり、からくしたりして調味すると野菜の持つ固有の味を殺すことになるから、出來るでけ薄味にして食べるのが正しい野菜の食べ方である。

（九） 日光浴と冷水浴

皮膚は衣類に包んで乾燥して置くべきではない。隨分寒さにも當て、暑さにも當て、光線にも當て、水にも當てなければならぬ。それによつて皮膚は鍊へられ、皮膚の持つ生理的能力はそれによつて發揮せられ、それが全身の臟器の發達並に其の機能の發展に大關係を及ぼすことになるのである。

然るに多くの人は皆皮膚を衣類を以て掩ひ過ぎてゐる。皮膚を寒さに當ると風引くと考へてゐる、皮膚を日に當ると上せると考へてゐる、肺の惡い人が日光に當ると喀血すると考へてゐる、そして消極的に保守的にのみ考へて暮してゐる。而して皮膚を日光に、水に、空氣に曝すのは單に日に水に風に負けぬ樣にするだけでなく、皮膚を日光に、空氣に、水に當てなければ全身の生理的機能が完全に行はれないと云ふことを知らずにをるのである。木でも、草でも、動物でも少しの取り除けを措いては皆日光に、空氣に、雨に當らなければならぬと同様である。水は唯皮膚の汚れを洗ふだけでよいのではない。皮膚は日に一度でも水に當てなければならぬので、それは唯手先きと顏だけでなく、全身、成るべく廣い部分を水にあてなければならぬのである、それは唯皮膚を丈夫にするだけのことでなく、實に全身の機能を完全にし、無病長生の爲めに必要缺くべからざる事柄である。

（十）日光浴

日光浴の方法は別に方式のあるべき筈もなく、部分的には皮膚の狹い部分より廣い部分を見光に曝すがよく、弱い光より強い光がよく、短かい時間より長い時間の方がよいのである。いはゞ漁夫の様に毎日海岸で强い光線に終日働いてをる程度がよいが、都會生活、所謂文化生活の人は其の通りには行かぬから晝食後二十分三十分でもよし、顏と手足だけでもよし、若し許せば上半身でもよし、直射日光に曝すがよい。而して日曜でも天氣のよい時は午前十一時から二時迄の間に全身日光浴をする習慣をつけて置く方がよいのである。

肺の悪い人などが安靜と稱して奥まつた部屋に風の入らぬ樣に屏風を廻はし、部屋を暗くして咳嗽をころす爲めに大息もつかぬ樣にして居るなどは誠に可哀さうに間違つたことであると思ふ。さう云ふ病人を日光浴させようとするならば、徐々と明るい方に導びいて足の先きから手の先きから日光に當て漸次腕に腿に、後に全身に及ぼす樣にするがよい。如何なる病人と雖ども日光なしに生き得る譯はないのである。病人なればなるほど日光は大切である。日光浴によつて肺病の治つた人、日光浴によつて喘息の治つた人、日光浴によつて脊椎カリエスの治つた人、日光浴によつて重症ロイマチスの治つた人も數多くある。併し之を治病法として用ふるのは末で、無病健康長壽、能率增進、疲勞知らずに働き得る方法として日光浴は努むべきことである。

（十一）冷水浴

冷水浴とて特別の方法ある譯でなし、又水槽がなければならぬ譯でもない。いはゞ手拭を水でしぼつてそれで全身を拭く、卽ち冷水摩擦と云ふ程度でもよし、又裸になつて冷水を洗面盥で一杯頭からかぶつてもよし、又初めから冷水は氣味が惡かつたら、例へば手拭を湯でぬらしてそれで拭いてもよし、又溫水を洗面盥で一杯かぶつて後、乾いた手拭でふいてもよい。浴後の乾布摩擦も一分間でも二分間でも宜しい。摩擦する程强くなつて手拭位ではこたへなくなると次にはブラシを使ひ、終ひには毛の剛いのを用ふる様になる。又藁のタワシ、棕梠のタワシ、藁繩、棕梠繩などを用ふる人もある。それは各自の慣れの程度によつて色々である。

次には海水浴、河水浴、湖水浴何れもよい。又雨水浴と云つて雨降る日は裸になつて雨に當り、又雨落ちの水を頭からかぶつて暫く立つてをることもある。時間の長短などは各自の慣れの程度と、自信の如何によるのである。又寒中水泳と云ふこともある。之れも無經驗者より見れば過度の努力の樣にも思ふが、經驗者から見ると、非常に爽快なもので、大抵の病氣は一扁で治つてしまうと云ふてをる。總べて極度の變化に會へば身體は極度の能力を發揮して之に適應して行かうとする調節作用が起るもので、之れが即ち全身の抵抗力となるものである。例へば臆病な靑年同士が膽力試しをやるやうなもので、後にはそんなことは恐くはなくなる。何んでも慣れであつて、慣れと云ふものは相當以上の働きをするものである。

（十二）結　び

之を要するに世人は水、空氣、光線の恩に馴れて之を有難いとも思はずにをり、終ひには水は飲むもの、空氣は吸ふもの、光線は物を見る役、位に考へて、皮膚を光線に當てることや、水に當てることや、皮膚を風に當ることなどを考へても見ない様になる。百人に九十八人はさうでないかと思ふ。これは間違ひで吾々の生きてをる譯は日光、空氣、水の御蔭であることを思ひ、手を合せて感謝して日光に浴し、手をたゝいて感謝して水に浴し、空氣に浴するのがよいのである。日本本來の禊と云ふものは之れは毎日毎朝なすべきもので、之れが卽ち屋外で行へば又冷水浴であるのである。

健康への道　終

二木謙三〈ふたき・けんぞう〉
細菌学・免疫学者。一八七三年（明治6）秋田藩医樋口順恭の次男として秋田市に生まれ、幼くして二木家の養子となる。一九〇一年東京帝国大学医科大学を卒業し、東京市立駒込病院に勤務。〇五年ドイツ留学、ミュンヘン医科大学衛生学教室で細菌学・免疫学を専攻。〇八年帰朝し駒込病院副院長に就き、東大伝染病研究所や医科大学で研究を続ける。一九年駒込病院長、二一年から東大教授を兼任する。腹式呼吸、玄米食、完全咀嚼などの二木式健康法を提唱・実践して九十三歳の長寿に達し、六六年（昭和41）没す。

健《けん》康《こう》への道《みち》
二木謙三　著
二〇二三年八月三十一日初版
土曜社　渋谷区猿楽町一一－二〇

本 は 土 曜 社

西暦	著　者	書　名	本体
2002	ボーデイン	クックズ・ツアー	1,850
2012	アルタ・タバカ	リガ案内	1,991
	坂口恭平	*Practice for a Revolution*	1,500
	ソロスほか	混乱の本質	952
	坂口恭平	*Build Your Own Independent Nation*	1,100
2013	黒田東彦ほか	世界は考える	1,900
	ブレマーほか	新アジア地政学	1,700
2014	安倍晋三ほか	世界論	1,199
	坂口恭平	坂口恭平のぼうけん　一	952
	meme（ミーム）	３着の日記	1,870
2015	ソロスほか	秩序の喪失	1,850
	坂口恭平	新しい花	1,500
2016	ソロスほか	安定とその敵	952
2019	川﨑智子・鶴崎いづみ	整体対話読本　ある	1,850
2020	アオとゲン	クマと恐竜（坂口恭平製作）	1,500
2021	川﨑智子	整体覚書　道順	895
	川﨑智子・鶴崎いづみ	体操をつくる	1,700
	増田悦佐	クルマ社会・七つの大罪	2,998
2022	川﨑・鶴崎・江頭	整体対話読本　お金の話	1,850
	川﨑智子	整体覚書　道程	895
2023	鶴崎いづみ	私のアルバイト放浪記	1,998
	川﨑智子	整体対話読本　こどもと整体	1,998
年二回	ツバメノート	Ａ４手帳	1,199

本　の　土　曜　社

西暦	著　者	書　名	本体
1923	マヤコフスキー	これについて	952
1924	マヤコフスキー	ヴラジーミル・イリイチ・レーニン	952
1925	頭　山　満	大西郷遺訓	795
1927	マヤコフスキー	とてもいい！	952
1928	マヤコフスキー	南　京　虫	952
	マヤコフスキー	私　自　身	952
1929	マヤコフスキー	風　　呂	952
1930	永瀬牙之輔	す　し　通	795
	福沢桃介	財界人物我観	1,998
1932	二木謙三	完全営養と玄米食	999
1936	ロ　ル　カ	ロルカ詩集	2,000
1939	モーロワ	私の生活技術	999
	大川周明	日本二千六百年史	952
1942	大川周明	米英東亜侵略史	795
	二木謙三	健康への道	2,998
1952	坂口安吾	安吾史譚	795
1953	坂口安吾	信　　長	895
1955	坂口安吾	真書太閤記	714
1958	池島信平	雑誌記者	895
1959	トリュフォー	大人は判ってくれない	1,300
1960	ベトガー	熱意は通ず	1,500
1963	プ　ラ　ス	シルヴィア・プラス詩集	2,800
1964	ハスキンス	*Cowboy Kate & Other Stories*	2,381
	ハスキンス	*Cowboy Kate & Other Stories*（原書）	79,800
	ヘミングウェイ	移動祝祭日	714
	神吉晴夫	俺は現役だ	1,998
1965	オリヴァー	ブルースと話し込む	1,850
1967	海音寺潮五郎	日本の名匠	795
1968	岡潔・林房雄	心の対話	1,998
1969	岡潔・司馬遼太郎	萌え騰るもの	595
	岡　　潔	日本民族の危機	1,998
	オリヴァー	ブルースの歴史	5,980
1971	シフマン	黒人ばかりのアポロ劇場	1,998
1972	ハスキンス	*Haskins Posters*（原書）	39,800
1991	岡崎久彦	繁栄と衰退と	1,850
2001	ボーデイン	キッチン・コンフィデンシャル	1,850

土　曜　社　の　本

西暦	著　者	書　名	本　体
1713	貝原益軒	養　生　訓	895
1791	フランクリン	フランクリン自伝	1,850
1812	水野南北	修　身　録	1,399
1815	酒井抱一	光琳百図　全四巻	各1,500
1834	二宮尊徳	三才報徳金毛録	999
1856	富田高慶	報　徳　記	2,998
1884	福住正兄	二宮翁夜話	2,998
1886	ランボオ	イリュミナシオン	2,200
1894	渋沢栄一	雨　夜　譚（あまよがたり）	895
1896	富田高慶	報　徳　論	999
1897	勝　海　舟	氷川清話	895
1900	福住正兄	二宮翁道歌解	999
1903	二宮尊親	報徳分度論	999
1904	岡倉天心	日本の目覚め	714
1906	岡倉天心	茶　の　本	595
1911	柳田國男	名字の話	595
1914	マヤコフスキー	悲劇ヴラジーミル・マヤコフスキー	952
1915	マヤコフスキー	ズボンをはいた雲	952
1916	マヤコフスキー	背骨のフルート	952
	マヤコフスキー	戦争と世界	952
1917	マヤコフスキー	人　　間	952
	マヤコフスキー	ミステリヤ・ブッフ	952
1918	アポリネール	アポリネール詩集	2,800
1919	大　杉　栄	獄　中　記	952
1920	マヤコフスキー	一五〇〇〇〇〇〇〇	952
1922	マヤコフスキー	ぼくは愛する	952
	マヤコフスキー	第五インターナショナル	952
	エリオット	荒　　地	2,000
	大川周明	復興亜細亜の諸問題　上・下	各495
1923	大　杉　栄	日本脱出記	952
	大　杉　栄	自　叙　伝（新装版）	1,998
	大　杉　栄	大杉栄書簡集	1,850
	伊藤野枝	伊藤野枝の手紙	1,850
	山　川　均ほか	大杉栄追想	952
	大　杉　栄	*My Escapes from Japan*（日本脱出記）	2,350
	マヤコフスキー	声のために（ファクシミリ版）	2,850